ちくま新書

「リスク」の食べ方

——食の安全・安心を考える

岩田健太郎
Iwata Kentaro

982

従来認知心理学は、〝現実にはあり得ないゼロリスクを求めてはならない〟と教えている。この大原則は、火山・地震防災や環境リスクの分野では、常識となっている。

　しかし、ＢＳＥパニックでは、この原則を無視した行動が横行した。その背景にある社会心理を、私はそのまま「ゼロリスク探求症候群」と名づけた。この症候群を一言で表現すれば、〝ゼロリスクを求めるあまり、リスクバランス感覚を失い、自分の行動が重大な社会問題を起こすことも理解できなくなる病的心理〟である。

（池田正行『食のリスクを問いなおす――ＢＳＥパニックの真実』ちくま新書、２００２年）

はじめに

２０１１年４月、富山、福井などで腸管出血性大腸菌による食中毒が発生し、１６９人が発症しました。11人が入院、５人が死亡という事態となりました。同一の焼き肉チェーン店で食べたユッケに腸管出血性大腸菌Ｏ１１１が混入しており、それが原因となって起きた食中毒、と考えられています。

これを受けて厚生労働省は２０１１年６月28日から複数回、食品衛生分科会食中毒・乳肉水産食品合同部会などによる議論を行い、翌年（２０１２年）６月12日に牛の肝臓の生食、いわゆるレバ刺しの禁止を決定し、翌７月より施行することになりました。

しかし、どうしてレバ刺しなのでしょうか？　なぜ禁止なのでしょうか？　その理路はぼくには容易には理解できませんでした。そもそも、事件はユッケ（生肉）が原因であり、レバ刺しが原因ではなかったはずなのです。ここに話の飛躍を感じますが、どういうプロセスでこういうことになったのでしょう。

ぼくは感染症の専門家で、食事による感染症（いわゆる食中毒）も守備範囲にしています。本編で後述するように食中毒は感染症だけからなるのではありませんが、「いわゆる」食中毒としては圧倒的なプレゼンスを占めているのが感染症です。

食は健康の源ですが、逆に健康に害を及ぼすこともあります。食べ物を由来とする感染症もその一因です。飲食物が微生物に汚染されていると、それが原因となって感染症が起きることがあるのです。

古い例ですと、ロンドンにおけるコレラの流行がありました。1854年にロンドンでコレラが流行しましたが、これは市内の井戸水がコレラ菌に汚染されていたからでした。当時は、まだコレラ菌の存在は知られていなかったのですが、医師のジョン・スノウは患者と特定の井戸との関係に注目し、井戸水を飲まないよう呼びかけてこの流行を阻止しました。

時代は下って1978年、ルイジアナのポート・アレンで食事会の前菜を食べた1700人中、1100人が下痢や嘔吐に苦しみました。前菜に入っていたエビが腸炎ビブリオと呼ばれる細菌に汚染されていたからでした。この菌はコレラ菌の親戚みたいなものでして、両者は水や食べ物を介して病気の原因となるのです（105頁参照）。

また、このような微生物による感染症以外にも、食べ物には健康リスクが存在します。塩分の多い食べ物は高血圧のリスクですし、カロリーの多過ぎる食べ物はコレステロールが高くなるリスクです。プリン体の多い食べ物は痛風発作のリスクです。リスクの全くない食べ物を探すのが難しいくらいです。

食べ物にはこのような潜在的なリスクが存在します。しかし、食べ物を食べないと人間は生きていけませんから、「全く食べない」という選択肢はありえません。ここにジレンマが生じます。そこで、「食べない」という選択肢を回避しながら食べ物の安全を希求すると、「どのように」食べるか？　という工夫が必要になります。生ものを食べず、火を通して（感染症の原因を殺して）食べる、というのも「どのように」に対する回答のひとつです。

では、牛の肝臓の生食、すなわちレバ刺しを食べるという健康リスクに対して、ぼくたちはどのように対峙すべきでしょう。

厚生労働省と招集された専門委員たちがとった判断はリスクの完全回避、すなわち牛の生レバーの提供を禁止する、というものでした。たしかに、リスク因子は完全に排除してしまえばそのリスクはゼロになります。高い所に上がらなければ、墜落のリスクはゼロになるのです。これは手っ取り早い解決策と言えます。

しかし、ぼくはこの回答に異を唱えたいと思います。感染症のプロとして、人の健康を支持するアドボケイト（advocate）として、それでもなお（ポテンシャルな）リスクのあるレバ刺し禁止を批判します。

一見すると、ぼくのような立場にある人がこのような意見を述べるのは理にかなっていないように感じられるかもしれません。感染症のプロであり、人の健康増進を目的とする医者が、そんな乱暴なことを言ってもいいの？　とお考えの方もおいでかもしれません。

では、なぜぼくのような立場の感染症屋がレバ刺し禁止を批判するのか。その理路を本書を通じてご説明したいと思います。

本書ではまず、厚労省がレバ刺しを禁止にしたプロセスを厚労省の会議などの資料から検証しなおし、その判断の是非を検討します。その後、食の安全とは何か、食の安全とはどうあるべきかを皆さんとともに考えてみたいと思います。そしてさらに、ぼくたちがしばしば口にする「安全と安心」というスローガンのもつ陥穽について議論したいと思います。

逆に「ある食べ物を食べると健康になれる」という食のポジティブな側面についても、

少し注意を喚起したいと思います。○○を食べると健康になれる、○○を食べると若返る(アンチエイジング)……本当でしょうか。食のプラス面も食のマイナス面と同様、しばしば間違った根拠でそのプラス面が喧伝されることが多いのです。

本来であれば、本書で行われる議論は昨年(牛レバー生食の是非を論じていた2011年)にしっかりやっておくべきでした。そのことを今、ぼくはとても反省していますし、後悔もしています。しかし、愚痴めいた言い訳になってしまいますが(すみません)、2011年は「それどころではなかった」のです。

震災以降、ぼくらは日常業務である診療や教育、研究活動に加えて、東北への物的人的支援をしていましたし、そのための金集めもしていました。2009年に起きたパンデミック・インフルエンザの検証もしていました。放射線・放射能の健康被害について検討することも必要でした(このことも食の安全とからめて本書では検討します)。ほとんどの日本人にとって極めてせわしい1年間だったわけなのですが、そのためにこの牛レバー生食禁止問題をなおざりにしてしまった……と言われれば、返す言葉もありません。たしかに、なおざりにしていました。

逆に言えば、このような大切な問題を、よりによって天地がひっくり返るくらいいろいろなことがあった2011年に、どさくさ紛れに禁止してしまう厚生労働省と厚労省の会議委員たちには、やや「ずるさ」を感じてしまいます。会議をやって、パブリックコメントを集めて、議論を尽くしたという形式を満たして問題を解決した「ことにして」しまったのです。

そして、食べ物を食べるとはどういうことか、リスクとはどういうことか、健康とか安全とはどういうことか、といった本質的な議論はほったらかしになってしまったのでした。ただし、彼らを「ずるいなあ」とは思うものの、ぼくは厚労省や委員たちをけしからん、と憤っているわけではありません。

だいたい、この問題についてタイムリーに真摯に取り組まなかったぼくにはそんな文句を言う資格はありません。それに、この問題の遠因は厚生労働省だけにあるのではなくて、食とかその安全に対するぼくら国民全員の「幼稚さ」にあるのです。このことも本書の中で説明します。

あんまり、読者の皆さんを「幼稚だ」とかいうのは本を書くうえでは戦略的なスタイルではないのですが、ここと正面から向き合わないと、この問題は本質的にはどこにも進めないのです。だから、本書を読んでも「ほんと、官僚ってバカだよな」とか「御用学者はこれだから困るよ」的な他人をけ落として喜ぶカタルシスは全く得られません。どちらかというと、「この本を読んでいるあなた。あなたもこの問題については共犯者なんですよ、たぶん」といった有責性の自覚を促す、わりと苦々しい本です、本書は。

では、本編をご覧ください。

「リスク」の食べ方──食の安全・安心を考える【目次】

第一章

厚労省は なぜレバ刺しを 禁止したのか?

†食中毒からなぜかレバ刺しへ

2011年4月、富山、福井などで腸管出血性大腸菌による食中毒が発生し、169人が発症しました。11人が入院、5人が死亡という事態となりました。これは同一の焼き肉チェーン店で食べたユッケ（牛生肉を用いた料理）に腸管出血性大腸菌O111が混入しており、それが原因になったと考えられています。

この事件を受けて、厚生労働省は2011年6月28日から数度にわたり、食品衛生分科会食中毒・乳肉水産食品合同部会などにおいて議論を行いました。

当初、厚生労働省食品安全部基準審査課は、食肉の生食について「その危険性を周知するとともに、重症事例の発生を防止する観点から、若齢者、高齢者のほか、抵抗力が弱い方に食べさせないよう、販売者、消費者等に注意喚起を行って」きました（食品衛生分科会食中毒・乳肉水産食品合同部会　平成23年6月28日開催　資料3―1）。

つまり、この時点では「注意喚起」であり、禁止という表現は使っていなかったのです。きわめて穏当で妥当な判断だったと思います。牛の生食の危険性について十分情報提供しようという意志、特にリスクの高い人への配慮も見てとれます。

ところが、同じ資料において「また、牛レバーを原因とする腸管出血性大腸菌食中毒が多く発生していることを受け、衛生基準に適合するものであっても生食用としての提供は控えるよう飲食店（特に焼肉店）に対して指導しているところである」という文章もありました。「指導している」ということは2011年6月の時点でレバ刺しは控えるよう指導が為されていたのでした（恥ずかしながらぼくはその事実を知りませんでした）。

では、いつからそのようなものがあったのかというと、これは2007年（平成19年）からでして、その年の5月14日付けで「牛レバーは生食用食肉の衛生基準に適合するものであっても、他の食中毒菌に汚染されているおそれがあるため、生食用としての提供はなるべく控えること」とされています（前掲部会資料1―5）。「なるべく」と書かれているので全面的には禁止されてはいないものの、2007年時点においてすでにレバ刺しの提供は止めた方がよいとされていたのでした。

では、なぜそのような判断が為されたのかというと、その前年（2006年）に発生した腸管出血性大腸菌による食中毒のためでした。

このとき、24件の食中毒が発生し179人が発症しました（ただし死亡例はゼロ）。もっとも、この年だけ突出して腸管出血性大腸菌による食中毒が多かったわけではなく、毎年

100～300例くらいの腸管出血性大腸菌による食中毒の報告はあります。また、その全てが牛生レバー、レバ刺しが原因になったわけではありません。この点には注意が必要です。

いずれにしても、2011年6月時点では、レバ刺しの提供はやめた方がよいという文言はあるものの、全面禁止という雰囲気はありませんでした。では、いつ、どのようにして方向転換がなされたのでしょう。

†なぜか病気の専門家がいない会議

さて、6月28日の会議には、議事録によると以下の「専門家」が出席していました。山本茂貴（国立医薬品食品衛生研究所）、阿南久（全国消費者団体連絡会）、今村知明（奈良県立医科大学健康政策医学講座）、甲斐明美（東京都健康安全研究センター微生物部）、木村凡（東京海洋大学食品生産科学科）、工藤操（消費科学連合会）、小西良子（国立医薬品食品衛生研究所衛生微生物部）、白岩利恵子（岩手県環境生活部）、鈴木敏之（水産総合研究センター）、寺嶋淳（国立感染症研究所細菌第一部）、中村好一（自治医科大学地域医療学）、中村政幸（畜産生物科学安全研究所）、西渕光昭（京都大学東南アジア研究所）、野田衛（国立医薬品食品衛生研究所）、林谷秀樹（東京農工大学大学院農学研究院）、益子まり（川崎市川崎区役所保健福祉センター）、松田幹（名古屋大学大学院生命農学研究科）、山下倫明（水産総合研究センター）、（以上敬称略）です。他に参考人も4名参加しています。

ぼくが注目したのは、この中に臨床感染症、つまり病気の専門家が1人もいなかったことです。

食中毒は病気です。腸管出血性大腸菌による食中毒が問題になったのも、これが病気を起こし、そしてそれが原因で死亡者がでたことでした。したがって、その対策に病気の専門家、具体的には感染症の専門家が参加するのは当然だと思うのですが、この会議には病気の専門家が1人もいなかったのです。

†感染症の専門家、微生物の専門家

ところで、ここで補足しておきますが、感染症の専門家と微生物の専門家は同義ではありません（ぼくは前者に属します）。

感染症の専門家は病気が対象であり、微生物の専門家は文字通り微生物が専門です。もちろん、感染症とはその微生物が起こす病気ですから、両者は無関係ではありません。したがって、感染症の専門家も微生物学の専門的知識を必要としますし、微生物学者も微生物が起こす現象、すなわち感染症の知識を持っています。

しかし、微生物学者は患者を診察したり、治療をしたりするのではなく、あくまでもその原因である微生物をターゲットにして研究することを専らとします。そして、感染症の専門家は、微生物そのものの研究については十分な知識や経験を持っていませんが、その微生物が起こす感染症の患者はたくさんみており、その診断をしたり治療をするのに長けているわけです。両者が密接に関連しているのに、同じではない、というのはそのためです。

これはどちらがよいとか悪いという、価値の優劣を申し上げているのではありません。単に両者が違う、というだけの話です。

ぼくはしばしば両者の関係を、レースでのレーサーとメカニックに例えています。微生物学者はいわば、F1マシーンの開発者であり、メカニックです。感染症の専門家は、開発者が開発し、整備した車に乗るレーサーにたとえられましょう。どちらが優位ということはありません。開発者が優秀でないF1チームは勝てませんし、レーサーの出来が悪くても同じことです。

残念ながら、日本の医学界においては、微生物学者は数多く、またとても優秀ですが、感染症の専門家はそんなに多くはいません（質のほうもまだまだ発展途上だとぼくは思っています）。

日本では微生物の研究は一所懸命やっていたのですが、患者のほうは比較的おざなりでした。感染症の治療についても微生物学者が決めたりしていました。これはいわば、F1マシーンの開発者が自らヘルメットをかぶって運転するようなものです。F1マシーンの開発能力がいくら高くても、それはドライビング・テクニックには直接置換はできません。もちろん、レースにも勝てません。

このような不幸な状況は感染症・微生物の世界だけではなく、日本の医学全体に広く認められる現象でした。

例えば、ある専門分野のグループを医局といいますが、医局のボスは教授です。だれが教授になるかというと、診療が上手な医者がなるのではなくて、基礎研究で優れた功績をあげた研究者が教授になることが多いのです（とくに昔はこの傾向が顕著でした）。

基礎医学の世界でいくら優秀でも、それは優れた診療能力を保証しません。しかし、日本の医局の多くでは教授は最高の研究者であるのみならず、診療面でのリーダーで最高意思決定者です。このようなF1マシーンのメカニックが同時にレーサーになるいびつな状態は長年にわたる日本医学界の宿痾なのです。

感染症の世界も同様で、微生物の専門家が患者の治療方針を決定してしまうことがしばしばでした。いや、まだ完全にこの状態は「過去形」で語ることができません。

誤解のないように申し上げておきますが、ぼくは日本の微生物学者を批判したいのではありません。自分が感染症の専門家であるがため、ヘゲモニー争いをして感染症専門家の微生物学者に対する優位を主張したいのでもありません。ぼくはただ、日本におけるいびつな状態、エンジンやタイヤの専門家がヘルメットをかぶって運転もしてしまうといういびつさそのものが問題だと申し上げているのです。それは、逆にレーサーがエンジンをいじる（感染症診療の専門家が基礎微生物学者の領域に踏み込んでしまう）ことと同じぐらいいびつなことです。

†医学界のオーソリティー＝基礎研究のオーソリティー

厚生労働省の官僚にも、この日本の宿痾――研究者と診療者の混同――を理解していない人は少なくありません。したがって、専門家会議を開き、社会問題――例えば食の安全とか健康問題——を解決する時にも、招聘する「専門家」は基礎研究の専門家が主体となります。なにしろ、日本の医学界のオーソリティーは教授であると信じられていますし、医学界の教授のほとんどは基礎研究のオーソリティーだったからです。

しかし、食中毒は感染症であり、病気です。その病気が問題の主体なのです。腸管出血性大腸菌「そのもの」は問題の主体ではありません。この菌が溶血性尿毒症症候群（HUS：hemolytic uremic syndrome、エイチユーエスと呼びます）という病気を起こしたことが、問題の主体なのです。

ここが理解されていないために、HUSという病気はほとんど顧慮されることはなく、ただただ大腸菌という微生物のみが厚労省の会議における検証のターゲットとなりました。この倒錯が、結局は牛レバーの生食禁止という措置につながる遠因になったとぼくは考えています。

いずれにしても、本来ユッケを汚染していた腸管出血性大腸菌による食中毒が問題の主体なのにもかかわらず、厚労省の会議は牛の生食の安全性（病気を起こすかどうか）をあまり議論せず、後述するように「そこ（レバー）に菌がいるかどうか」を中心にして議論するようになりました。

感染症ではなく微生物が、病気に苦しむ患者ではなく菌そのものが議論の主体になったのです。

そして、話は牛肉から派生してレバーに移り、今回の件ではまったく被害（＝病人）を出していない生レバーの規制が議論されるようになりました。阿南久委員（全国消費者団体連絡会）は6月28日の厚労省の会議で、牛レバーをはっきり「禁止すべきだ」と発言しています。「なるべく」提供しない……としていた厚労省の方針を一歩進め、完全なる禁止をもたらしたのは阿南委員の発言がきっかけでした。

†ほとんど起きていない腸管出血性大腸菌による食中毒死

厚労省の会議は議事録と資料が公開されています。その資料をここで検討してみましょう。

資料によると、日本では２００６年から２０１０年までに４７２６人の（細菌による）被害を出しています。そのほとんどがカンピロバクターによるものです。腸管出血性大腸菌が原因になっている食中毒は２０９名で、少数派です。これは臨床現場における実感と同じです。ぼくらはカンピロバクター腸炎をしばしば経験しますが、腸管出血性大腸菌感染症は比較的まれな現象なのです。

細菌による食中毒発生状況

原因微生物	件数	患者数	死者数
総数	413	4726	0
サルモネラ属	12	148	0
ぶどう球菌	14	140	0
腸管出血性大腸菌	42	209	0
その他の病原大腸菌	3	66	0
ウエルシュ菌	12	1000	0
カンピロバクター	330	3163	0

（食品衛生分科会食中毒・乳肉水産食品合同部会　平成23年6月28日開催　資料3—2より筆者改変）

この表に出ている各微生物についてはあとで説明しますね。

さて、1998年から2010年までの生食用食肉（牛および馬）による食中毒発生件数は、生食用牛肉が5、馬刺が4、ユッケ（肉の由来不明）が22でした。生食用牛肉由来の腸管出血性大腸菌による食中毒はわずかに1件でした（同前）。

このように、腸管出血性大腸菌による感染症の実被害は、とくに肉の生食によるそれは、日本においては実に少ないのです。死亡例に至ってはずっとゼロでした。

今回、ユッケによる腸管出血性大腸菌による食中毒死亡例はマスメディアの大きく報道するところとなりました。しかし、それは逆説的に日本においては食中毒で死亡する人が極めて少ないことを意味しているのです。マスメディアは犬が人を噛んでも報道しません。人が犬を噛めば、大きく取り上げることでしょう。本質的に重要でないことでも、稀な事象であれば大きく取り上げ、騒ぐのがマスメディアの基本姿勢です。恒常的な問題（例えば、毎年3万人の死者を出している自殺）については大きくセンセーショナルに報道することはないのです。

後述するようにアメリカなど、日本以外の国では食中毒の被害は日本よりもずっと大きく、日本よりはるかに多くの死者を出しています。日本において腸管出血性大腸菌感染症のリスクは低く、死者はほとんど出さないのです。ましてや、レバ刺しによる実被害はゼロなのです。

ところが、基準審査課が作成した「生食用食肉（牛及び馬）における危害評価（案）」（同前）によると、「生食用牛肉については、腸管出血性大腸菌及びサルモネラ属菌による危害が大きいと考えられ」と記されています。10年以上の調査でわずか1件しか腸管出血性大腸菌による食中毒を起こさなかった牛生食に対して、「危害が大きい」とどういう根拠で言えるのでしょうか。ここに、データとその評価の大きな乖離が見られます。

例えば、アメリカでは年間で国民6人に1人にあたる、4800万人もの食中毒が発生していると考えられています。年間12万8000人が入院し、毎年3000人が死亡しています。[*1] そして、6万人以上の腸管出血性大腸菌O157：H7による食中毒が起きており（！）、年間2000人以上が入院（！）、20名の死者（！）が出ています。[*2] 実は、これでもまだ減ったほうで、アメリカでは1990年代に、毎年60名の方が腸管出血性大腸菌感染症のために亡くなっていました。

先進国のアメリカにしてこうなのですから、途上国においては推して知るべしです。途上国に旅行した人の20～50％がなんらかの下痢症にかかるといいます。その最大の原因菌は、やはり大腸菌（ただし、STECではなく、比較的軽症のETEC）です。

ぼくはほぼ毎年カンボジアに医療協力などのために行っていますが、何度かに一度は下痢症になります。一度はランブル鞭毛虫という寄生虫感染症にもなりました。勉強のために研修医を連れて行くのですが、そのうち1人は赤痢アメーバに感染しました。食事や水、手洗いに十分に気をつけていても、完全に下痢原性の病原体を排除するのは、外国、とくに途上国では極めて困難なのです。

しかし、そのような日本よりもはるかに大きな被害を受けている（そしてリスクマネジメントの先進国と目されている）アメリカですら、生肉そのものの販売は禁じていません。腸管出血性大腸菌を含むと判明した場合のみ、生肉を含む食物の販売を禁じています。[*3]

アメリカでも他の国々でも食の安全や食中毒の問題は真剣に取り組まれていますが、それでもリスクそのものの全否定は行っていません。食中毒がゼロになるという幻想、ゼロリスク症候群に陥らず、リスクを理性的に抑制する試みがとられています。

†圧倒的に安全な日本の食品

それにしても、アメリカのような国が甚大な食中毒の被害を蒙っていることを考えると、日本の食品衛生の素晴らしさは驚くばかりです。

もともと、日本は高温多湿の国なので、食べ物が悪くなりやすく、食中毒の被害も大きい国でした。よく日本人は生食を食べる生食文化だといいますが、歴史的には生食文化は魚や肉がフレッシュな状態で取れるところに限定され、例えば内陸の京都などでは食べ物を腐らせないよう、食べ物を様々に加工するのが常でした。それが戦後の冷蔵技術と輸送技術の進歩のため、刺身や生野菜が遠隔地でも楽しめるようになったのです。

日本では近年、生食文化が進んで食の安全性が脅かされているという意見も聞きますが、そんなことはありません。むしろ、日本の食べ物は（生食も含め）格段の安全性を保っています。アメリカに比べてもヨーロッパに比べても、もちろん多くの途上国に比べてもこんなに食べ物や飲み物を安全に手に入れることができる国は他にはありません。

逆に、日本人は安全な食べ物に慣れてしまっているためか、外国に住むとお腹を壊す人が多いようです。

ぼくは北京の診療所で1年間診療していたことがあります。そこは外国人専用の国際クリニックだったのですが、他の国に比べて日本人の患者で「お腹を壊した」とやってくる患者がとても多かったです。原因はウイルス性腸炎や寄生虫感染のこともありましたが、中国で出される料理の油が体に合わなかったという理由のこともありました。とにかく、他の国に比べて圧倒的にお腹を壊しやすいのが日本人だったので印象に残っています。

というわけで、日本の食べ物は世界において、圧倒的に安全なのです。

しかしながら、いくら日本の食べ物が安全だからといってリスクゼロというわけにはいきません。食べ物は本質的に「毒の」部分を持っています。それはコレステロールの含有だったり、量が多すぎると体に害になり兼ねない糖分や塩分だったりします。完全無害の飲食物は世の中にはないのです。

また、感染症という観点からもゼロリスクはあり得ません。サバの刺身などでアニサキスという感染症が起きることがありますし、カキの料理でノロウイルス感染症が起きることもあります。カンピロバクターは鶏肉、牛肉などの摂取で感染することもあります。こういう感染症は比較的日常的にぼくら感染症の専門家が目にするところです。後で説明しますが、こういう食中毒は日本でも（海外よりも少ないながらも）恒常的に起きているのです。

とはいえ、アニサキスにしてもノロウイルスにしても、カンピロバクターにしても、「たいていは」人間の命を奪うような恐ろしい病気にはなりません。下痢が数日続くのはとても不快な体験ですが、水分さえしっかり摂取し、脱水を防いでいれば自然に治ってしまうことがほとんどです。ぼく自身もサバの刺身を食べてアニサキスに感染したことがありますが、日本のドクターは胃カメラがとても上手で、これで寄生虫をつまみあげてもらえば病気は治ります。

たしかに、食の安全は100％というわけにはいきません。しかし、うまくリスクに対応することは可能なのです。世界的には極めて食の安全が確保されている日本では、なおさらそうです。だから、我々はリスクをゼロと捉えたりしてはいけないのですが、かといって、そんなに過度にビビったり、ヒステリックになる必要はありません。

もちろん、免疫の弱ったエイズ患者や高齢者などではノロウイルスなども油断できない感染症です。だから、「誰でも大丈夫」というわけにはいきません。ここでは「どの食べ物がだめなのか」という食べ物（あるいはその中にある微生物）の視点よりも、「だれが食べるのか」という視点が大事になります。

生チーズを食べる文化が定着しているヨーロッパでも、リステリアの感染症にかかりやすい妊婦は生チーズを食べてはいけません。でも、冷静に考えてみれば、妊婦がたばこを吸ったり、酒を飲んだりしてはいけないのも同じことですよね。

リステリア感染症のリスクがゼロにできないからといって、全ての人の生チーズを否定するのは、全ての人にたばこや酒を否定するというのと同じ考え方です。

もちろん、そういう考え方をする人がいてもぼくはよいと思います。また、個人的に生チーズ、たばこ、酒を回避する人生もありだとぼくは思います。しかし、そういうリスクの回避を全ての人に強制するのはどうでしょうか。そんな権利が国にはあるのでしょうか。ルソーは「社会契約論」の中で、国家は、国民の一般意志を具現化するために存在するのであり、国民が国家に隷属的な立場にあってはならないとしました。国家が国民にあれを食べろ、これを食べるなと強制するのは一般論としては越権行為であり、国家の役割を超えた越権行為であるとぼくは思います。

もちろん、国家は個人の自由に制限をかけます。しかしそれは、個人の自由を制限すること「そのもの」が目的なのではなく、ある部分で個人の自由を制限しないと、他の人たちの自由、つまりは一般意志が阻害されてしまうからです。自動車の運転に制限速度があるのは、一意的に運転者の運転の自由を阻害するためではなく、他の人の健康や安全（つまりは一般意志）を守るためです。

国家が個人のレバ刺しを食べる権利を阻害するのは、他者の一般意志とは何の関係もないことであり、これを一意的に国家が阻害するのは国家権力の乱用なのだとぼくは思います。

†本当に生レバーが問題なのか

腸管出血性大腸菌はある一定の割合で肉牛の腸管に〝住んで〟います。これが肝臓に紛れ込む可能性が指摘されています。では、本当に肝臓に腸管出血性大腸菌は紛れ込んでいるのでしょうか。会議ではこれを実験により検証してみることにしました。

12月20日の厚労省の会議では、岩手大学の品川邦汎氏による牛レバーの腸管出血性大腸菌の汚染状態の調査データが示されました(同日資料2)。これは秋田県など16ヵ所の食肉衛生検査所で行われた調査です。

これによると、193の検体中、腸管出血性大腸菌は肝臓表面から13件、うちO157は5件検出されました。また、肝臓内部からも腸管出血性大腸菌が3件、うちO157が2件見つかったのでした。すなわち、ある一定の割合で牛のレバー(肝臓)には腸管出血性大腸菌が存在していることが示唆されたのです。

ただし、議事録での品川氏の発言によると、この調査のサンプリングは「O157が検出されないといけない」という観点から、O157汚染が高いと分かっている農場からのサンプリングを行っていました。したがって、この調査のデータには恣意性（腸管出血性大腸菌を牛の肝臓から見つけてやりたい）が入り込んでいます。こういう恣意性（バイアス）が入ったデータをそのまま現実世界に適用するのは、科学的には妥当な態度ではありません。

ぼくたち医者は、ある学術的なデータを目の前の患者に活用できるか、きちんと検討します。いくらデータが科学的に妥当であっても、目の前の患者に応用できなければ意味がないのです。

例えば、動物実験（マウスなどを使った実験）のデータはいきなり人間には応用できません。（人間以外の）動物は動物、人間は人間であり、両者は同じではないからです。動物実験で効果があると示された医薬品も、人間に試してみるとさほど効果がなかったり、あるいは毒性が強すぎて使用に堪えないことはしばしばあります。だからこそ、医薬品を臨床現場にもってくるときは動物実験に加えて人間を対象にした実験（臨床試験）が必要になるのです。

†基礎研究と臨床研究は違う

よく、テレビで何とか大学の研究グループが○○病の治療に有効な成分を発見……みたいなニュースをやっていますが、日本の場合たいていは動物実験などの基礎研究の成果です。

これは、先に述べたように日本では臨床試験よりも動物実験などの基礎研究のほうが質的にも量的にもレベルが高いので、基礎研究の研究成果のほうがたくさんでやすいという事実のためだと思います。あとは、日本のマスメディアが、基礎研究の成果が、直接には臨床的に応用はできないという事実をあまり理解していないためだとも思います。

例えば、こんな感じです。

神経性の難病に新治療法　アルツハイマー病応用にも期待

話したり、飲み込んだりする筋肉が弱っていく神経性の難病「球脊髄（きゅうせきずい）性筋萎縮症」の新しい治療法を、名古屋大院の宮崎雄医師（神経内科学）らが開発した。神経細胞に悪影響を及ぼすたんぱく質の生成を抑え、病気の進行を遅らせるという。アルツハイマー病など他の神経疾患の治療にも応用が期待できそうだ。

球脊髄性筋萎縮症は、生まれつき遺伝子の塩基配列に問題があり、異常な形のたんぱく質が作られてしまう病気。異常なたんぱく質は神経細胞内に蓄積し、やがて細胞が死んでいく。患者数は全国に約２０００人いるが、病気の進行を遅らせる有効な方法がなかった。

宮崎さんらは、病気を悪化させる異常なたんぱく質を、作りにくくする方法を研究。生成に関与する別のたんぱく質「ＣＥＬＦ２」の働きを抑えることで、異常なたんぱく質の生成量を減らせることを突き止めた。ＣＥＬＦ2を抑制する物質（マイクロＲＮＡ―１９６ａ）も特定した。

（朝日新聞ＷＥＢ版２０１2年6月7日）

さあ、この記事をそのまま読むと、いかにも全国に約２０００人いる「球脊髄性筋萎縮症」の患者に、すぐにこの治療法が使えるような印象を与えますね。

ところが、このもとの論文を読むと、マウスなどを用いた基礎研究だったことが分かりました。研究が発表されたのも Nature Medicine という基礎医学系の雑誌です。この状態では患者にすぐに応用できるかどうかは分かりません。今後、健康な人や患者に試してみて、治療効果が本当にあるかどうか、毒性が強すぎないかどうか、長い長い検証作業が必要になるのです。*4

朝日新聞はそのへんの背後事情をはしょり、いきなり「期待」という見出しをつけています。いかにもすぐに患者に応用できるかのような印象を与えています。

もちろん、新聞記事ですから露骨な「ウソ」は書きません。新聞記者は誤報や誤植に対してはとてもとても神経質ですから。でも、そこには意識したのか無意識なのかは分かりませんが、印象操作の臭いを感じ取れます。この記事を書いたのが科学部の記者だとしたら、まったく質の低いダメ記事だとぼくは思います。（科学的考え方や科学的文章の書き方のトレーニングを受けていない）社会部の記者が書いたにしても、「もう少しちゃんと問題の背景や文脈を説明してよ」と文句の一つも言いたくなります。

だからといって、ぼくはこの研究に意義がないとか、基礎研究はダメだとか言いたいわけではありません。むしろ逆でして、ぼくら診療をしている医者のやっていること……検査とか治療とか……はすべて基礎医学研究者たちの地道で長い研究成果を応用しているのです。

だから、基礎医学研究は実地診療の土台であり、我々臨床医は、自分たちの診療行為のほとんど全てにおいて基礎医学研究の恩恵を受けています。臨床医は、基礎医学の研究者たちに最大の敬意を表するべきなのです。

しかしながら、「それ」と「これ」とは話が異なります。基礎医学の研究がいかに偉大であっても、それが人間の患者に直接は応用できないこと、患者に対して効果があり、かつ安全であるかについてはさらなる臨床研究が必要なことは間違いありません。基礎研究は全ての臨床研究の土台ですが、それは臨床研究そのものを代替してくれるわけではないのです。

マウスの実験結果は人には（直接には）応用できません。ある事物を別の事項に応用しようとする時には、両者が十分に似ていることが重要になります。同じ理由で大人の研究結果を子供に直接応用することもできませんし、逆に子供を対象にした研究を大人に応用することもできません。

マラリアという感染症があります。アフリカとか東南アジアとか南米とかで見られる熱帯病で、赤血球に寄生虫が感染する病気です。赤血球に感染するので、輸血でマラリアが感染する可能性もあります。例えば、アフリカのカメルーンでは、献血をした血液の6・5％にマラリアの感染があったという報告があります。[*5]

さて、ではこの研究結果を受けて、「献血の血液から輸血するとマラリアに感染するかもしれないから、輸血なんて止めてしまおう」という結論が導かれるでしょうか。

もちろん、そんなことはありません。日本には現在マラリアという病気はありません。海外でマラリアに感染して日本で発症することはありますが、日本土着のマラリアは存在しないのです（昔は日本にもマラリア、いたんですけどね）。

だから、海外渡航者については献血時のマラリア感染に配慮する必要はあるでしょうが、少なくとも「カメルーン」のデータを援用して「輸血禁止」みたいな極端な処置をとることは理性的な判断ではありません。マラリアのリスクを過度に心配しすぎて、輸血を禁止し、出血で死ぬ人が増えたとしたら本末転倒です。

†意味のないデータに惑わされない

同様に、最初から腸管出血性大腸菌がたくさんいると分かっている農場での牛の検査を一般的な日本の農場全体に応用させるのは、科学的にはムチャな態度だとぼくは考えます。両者は同じものではなく、同じでないものに対してデータを応用することは正しい態度とは呼べないからです。

事実、2012年2月24日に提示された資料においては、農林水産省が96例の肉用牛の肝臓を調査しています。これらの肝臓からは腸管出血性大腸菌O157は検出されませんでした（食品衛生分科会乳肉水産食品部会　2月24日開催　資料4）。

なぜ、肝臓に腸管出血性大腸菌が存在したのでしょう。その理由は明白にはなっていません。ただ、大腸菌はしばしば牛の腸にいます。肝臓と腸は二つの経路でつながっています。ひとつは十二指腸（という腸の一部分）から胆管という管を通じて肝臓につながっています。胆管は胆汁を肝臓から十二指腸に流し出す管ですが、その管（胆管）を逆に上っていけば、腸から肝臓に大腸菌が移り住むことは理論的には可能です。

また、腸には血管がついていて、これも肝臓につながっています。この血管を門脈といいます。腸の細菌がこの門脈内の血液に紛れ込めば、やはり肝臓の中に細菌が入り込むことは理論上は説明できます。

しかし、胆管も門脈も肝臓の内部にあり、肝臓の表面にはありません。だから、もし品川氏の示したデータにおける腸管出血性大腸菌が胆管や門脈を通じて肝臓に入り込んだのなら、肝臓の内部のほうによりたくさん大腸菌が見つかり、肝臓の表面——これは腸とは直接のつながりがありません——から大腸菌は見つからないはずです。でも、実際には腸管出血性大腸菌は肝臓表面から13、肝臓内部からは腸管出血性大腸菌が3見つかっており、表面からの検出のほうがずっと多かったのです。このことはなにを意味しているでしょうか。

おそらく、肝臓表面の腸管出血性大腸菌はもともと牛の肝臓についていたのではなく、屠殺して肝臓を取り出す時に汚染された可能性が高いのです。それなら肝臓表面のほうがたくさん菌が見つかったのもうなずけます。

品川氏の示した資料が、厚労省が牛のレバー生食を禁止した最大の根拠です。しかし、①このデータは腸管出血性大腸菌の多い農場のデータを用いており一般化しにくい、②（もともと肝臓内に菌がいたのではなく）屠殺時に肝臓が菌で汚染された可能性が高く、洗浄などの二次処理をきちんとしていれば大腸菌はあまり検出されなかった可能性が高いことからその応用性は乏しいものと考えます（このことは2月24日に開催された食品衛生分科会乳肉水産食品部会で全国食肉事業協同組合連合会・小林喜一氏からも指摘されています［資料6より］）。また、その指摘に対する理にかなった反論をぼくは見つけることができませんでした。

†科学的ではない数値

次に、厚生労働省が許容するという食べ物内の菌の量について検討します。食べ物の世界で菌の量はcfu（colony forming unit）という単位を用います。厚生労働省は２０１２年に牛レバー生食の禁止についてパブリックコメントを求め、そのパブコメに対する回答を行っています。その中で牛レバー生食禁止の根拠を問われて以下のように答えています。

科学的知見に基づき食品等のリスク評価を行う食品安全委員会が生食用食肉について評価をした際、腸管出血性大腸菌による食中毒を防止するためには、食品に含まれる菌数を０・０４cfu（colony forming unit）/gよりも小さい値にすることが必要とされました。

「科学的知見に基づき」などというと、あたかも「正しい」基準、情報であるかのような印象を受けます。では、その「科学的知見」とは具体的にはどのようなものを言うのでしょうか。

その知見は、国立医薬品食品衛生研究所の春日文子氏の示したデータがもとになっています（食品衛生分科会食中毒・乳肉水産食品合同部会　７月６日開催　資料２）。

牛の切り落とし肉の汚染濃度は腸管出血性大腸菌Ｏ１５７：Ｈ７では5〜40cfu/g（平

均14cfu/g）という基礎データがあります。[*6] 日本では、腸管出血性大腸菌による死者数は年間1～7人と人口動態統計では見積もられています。２００２年は多く９人と突出していました。この９人を最大値とする腸管出血性大腸菌による死者数を１人以下に下げることを目標にしてみましょう。

もし、腸管出血性大腸菌の肉に対する汚染度（菌の量）が日本人の死者数と相関すると仮定すると、９人を１人以下にする……つまりだいたい10分の１にすればよいのですから、平均14cfu/gを1・4cfu/g以下にすればよいという計算になります。で、それだけでは不十分なのでセーフティマージンを取りましょう。そうですね、ざっと１００倍くらいのマージンを取っておけば安心かな、というわけでさらに１００で割ります。そうすれば、０・０１４cfu/gとなります。

14÷10÷１００＝０・０１４

というわけです。

０・０１４cfu/gであれば、という計算はこのようになされていました。もともと０・

０１４だった数字が、パブコメでのコメントでどうして０・０４cfu/gになったのかはぼくにはよく分かりませんでした。５〜40の最大値、40cfuで計算したんでしょうか……。

こういう計算は、国際的に認められたコーデックス委員会の微生物規格基準に準じて検討された基準案です。コーデックス委員会は消費者の健康保護、食品の公正な貿易の確保等を目的として、１９６３年にＦＡＯ（国連食糧農業機関）とＷＨＯ（世界保健機関）により設置された政府間機関です（農林水産省ホームページより）。

コーデックス委員会のPrinciples and Guidelines for the Conduct of Microbiological Risk Assessment（1999）とPrinciples and Guidelines for the Conduct of Microbiological Risk Management（2008）も読んでみました。たしかに、そこではサルモネラが１・０cfu/gあるとき、これを5桁減らすのが望ましい、といった事例が書いてあります。[*7]

5桁減らすというのはどういうことかというと、一、十、百、千、万の5桁……1万分の1にするということです。サルモネラが食品にあるとき、これを１・０cfu/gから０・０００１cfu/gにしましょうよという事例です。

しかし、ＦＡＯとかＷＨＯお墨付きの基準で、国立医薬品食品衛生研究所が検証した数字なんだから「科学的知見」でしょ、と思ってはいけません。実際にはこの数字、かなり大雑把、まああまり科学的な数字ではないのです。

科学的営為とは、前提を疑うことです。疑いもせずに丸のまま信じ込むのは科学ではなく宗教です。世の中では、科学の名を借りた宗教的営為が遍在しています。「あの偉い先生が言っている」とか「東大病院ではそうなっている」みたいな根拠で丸のまま信じてしまうのは、科学ではなく宗教なのです。

†禁止しても死亡率は減らない

さて、1億人以上の国民がいる日本において、年間1名程度の死者がでている腸管出血性大腸菌感染症。極めて希有な事象。ハザードとしてはとても小さいと考えられます。しかも、その全てが生の牛肉や生レバーが原因というわけではありません。

現に、春日氏が根拠に使った2002年の死亡数9人というのは、宇都宮病院隣接の老人保健施設での集団感染（アウトブレイク）が原因でした。これは提供された和え物が原因と疑われています。もちろん、病院内のことで生肉だの生レバーなんか出すわけがありません。したがって、この9という数字を牛肉の安全の計算に用いること自体、間違っているのです。前提が間違っていれば、どんな偉い人がお墨付きを出した計算式でも、間違った結論しか出てきません。

人間は「数字のデータ」を用いると、科学的で正しい議論ができると信じ込みがちです。しかし、しばしば数字は人を騙します。科学的に見せかけて、まやかしの情報を与えるのも数字です。

ぼくのお気に入りの話。戦争の指揮官が「おい、敵の数を数えろ」と命令した時、即座に見張りが「10万24人です」と答える。「お前、えらく速いな」と指揮官が驚くと、「へえ、24人までは数えたんですが、あとは大体10万人でした」……まあ、これはジョークですが、数字を細かく表示すれば議論が精緻になる「かのような」気分を与えてしまう人の騙されやすさを表現しています。

いくらＦＡＯやＷＨＯお墨付きのコーデックス委員会が云々しても、入力データの根拠そのものが間違っていては話になりません。病院内感染のアウトブレイクのデータを用いて牛肉内の大腸菌の菌量の計算をするのは、ヤクザが日本刀を振り回して起こした殺傷事件を根拠に、台所の包丁の安全性を吟味するようなものです。さらに１００で割っているのですが、このマージンの１００にも厳密な科学的な根拠があるわけではありません。だいたい１００なのです。

というわけで、春日氏自身、この計算そのものの妥当性には無理があることを表明しています（議事録による）。厚生労働省が「科学的知見」と宣言した基準は、本当の科学者自身（春日氏）が「科学的知見」だとは考えていなかったのです。

年間ほとんど死者を出していない日本の腸管出血性大腸菌感染症で、なおかつ死亡例がゼロの牛レバーの生提供を禁止したからといって、ベースラインよりも死者数が下がるわけがありません。これは明らかに数字のトリックです。

データを提供した春日氏はこの計算の科学的妥当性が乏しいことを理解していました。感染症の専門家を含む、臨床医学のプロであれば、こういう数字、こういうデータと毎日のように向かい合っていますから、そのトリックにすぐ気がついたことでしょう。

しかし、厚労省会議の委員たちや厚生労働省の官僚たちはそのことを意図してか気がつかなかったのか、まったくスルーしてしまいました。わざと間違えたのでしたらとても悪質な行為ですし、うっかり気がつかなかったとすれば科学的な議論能力を相当欠いていると申し上げざるを得ません。

†生食は日本の食文化ではないのか？

ときに、7月6日の厚労省の会議で春日文子参考人は私見として、「日本人は、牛肉を生食することについて、文化と呼べるほど長い経験を持っていないと考えております。牛肉の生食は食文化ではなくて、流行、ブームだと思っております」というコメントを残しています。

文化とブームをどのように区分けするのか。これはなかなか難しい問題だと思います。両者はどのように区分けすればよいのでしょう。

春日氏のコメントからは「長い経験」があることが文化として認識するのに重要だと受け取れます。では、「長い経験」が文化と呼ぶのに必要だとして、それはどのくらい長ければよいのでしょう。

馬刺しは熊本県など九州を中心に江戸時代かそれ以前からの歴史を持っているようです。農林水産省の郷土料理百選のうち、第4位に選ばれていますから、郷土文化と読んでもよいのではないでしょうか。[*8]「あれは熊本県限定の料理だから日本の文化とは言えない」という意見もあるかもしれませんが、「地域性」を根拠に文化であることを否定するのであれば、讃岐うどん（香川）や牛タン（宮城）、泡盛（沖縄）なんかも日本文化としては否定されることになります。安来節（島根）のような民謡も、阿波踊り（徳島）も、祇園祭（京都）も同じ根拠でアウトです。本当にそれでよいのでしょうか。

あんパンやラーメン、すき焼き、カレーライスなんかはいずれも日本の食文化に深く根付いている食べ物と多くの人は考えるでしょう。あんパンを模した「あの」ヒーローは国民的な認知度を持っていますしね。

あんパンを木村屋が考案したのは有名な話ですが、これは明治時代の話です。すき焼きも幕末以降、ラーメンやカレーライスも明治・大正以降の食べ物です。握り鮨のネタ、トロを日本文化として否定するのはかなり困難だと思いますが、寿司ネタにトロを使用するようになったのも明治以降と聞いています。イクラやウニの軍艦巻は、昭和になってから発明されたもののみたいですね。

ぼくはレバ刺しや牛の生食（ユッケなど）そのものの歴史を調べきることができなかったので、これらの食べ物がいつから存在するのかは存じません。2012年6月30日のNHKの朝のニュースによると、万葉集のころからあったそうですが、その真偽についてもぼくは大きな関心を持っていません。ただ、肉の生食においては「長い経験」という観点から言うと文化はある、と考えてもよいのだと思います。

もしかしたら、「レバ刺しは毎日食べるような日常的な食べ物ではないのだから、文化とは呼べない」という意見もあるかもしれません。

このような論法は「鯨を食べるのが日本の食文化か否か」という議論でよく用いられます。2010年3月14日の朝日新聞社説ではこのように述べられています。「クジラ摩擦」に関する朝日新聞の意見です。


売られたケンカは買うべきか。

しかし、買えば挑発に乗ることになる。シー・シェパード(SS)はまったく困った連中である。

海上保安庁が、オーストラリアを拠点に日本の調査捕鯨活動の妨害を繰り返してきたこの反捕鯨団体の活動家を逮捕した。南極海で活動中の日本の船に乗り込んだ艦船侵入容疑である。

法的にきちんと対応することは当然だ。しかし、この活動家が多くの国で「英雄」としてもてはやされ、日本に照準を合わせた反捕鯨世論をあおる材料にされてはたまらない。

捕鯨問題は海洋資源の活用と保護を目標に、科学的な論拠に基づいて論じられなければならない。文化や価値観が対立点になれば議論は迷走する。

豪州や欧米の国々の食事は肉食中心だが、多くの人々がクジラは保護、救済の対象と考えている。SSを含め、反捕鯨の主張の中には、クジラは高い知性を持つ動物だから殺すのは残酷だ、といった価値観に根ざした部分も小さくない。

だが、そもそも日本人はたいして鯨肉を食べていない。鯨と関係の深い食文化を持つ地方は別だが、各種の調査によると国民の平均的な消費量は、牛肉や豚肉、鶏肉の100分の1以下の水準だ。たいていの人は年に一度とか数年に一度味わうだけだろう。

海外では日本人が日常的に鯨肉を食べているかのような印象が広がって、日本への非難の原因にもなっている。誤解である。SSなどの活動がメディアで繰り返し報じられ、日本と鯨肉のつながりを実際以上に印象づけることになったのだろう。

ただ一方で、日本側にも鯨肉を日本の食文化のシンボルだと主張し、ナショナリズムの舞台に上げようとする動きがある。どんな問題も文化の衝突に持ち込むと解決はきわめて難しくなる。捕鯨を環境保護の問題ととらえる欧米の視点への理解も必要だ。ほかの動物の肉を食べる人たちが鯨食を残酷と非難し、実際にはあまり食べていない日本人が鯨食を日本の食文化だと言いつのる。それは奇妙な光景である。文化摩擦というふくらし粉で問題が異常に大きくなっている。

SSの活動に感情的に反応するより、冷静に解決策を模索すべきだ。

豪州のラッド首相は、日本が11月までに調査捕鯨をやめなければ国際司法裁判所へ提訴する考えを表明した。反捕鯨の世論は、近づく総選挙を前に政治が軽視できないほど高まっている。

捕鯨問題は、国際捕鯨委員会で粘り強い合意作りへの努力を重ねることがなにより大事だ。

日本側も食文化の議論にはまれば解決の出口を失う。問題を解決することと留飲を下げることは、しばしば別のことである。

この朝日新聞の見解には「日常的に食べていなければ、食文化とは言えない」という前提があります。あるいは、「たくさんの人が食べていなければ食文化とは言えない」という前提も含まれているかもしれません。

しかし、文化が日常的なものでなければならないとは、どういう根拠から来ているのでしょうか。

日本には昔から「ハレ」と「ケ」を分ける文化があります。ハレは非日常であり、ケは日常です。多くの文化的営為は非日常のハレの日に行います。祭りがそうで、お盆がそうで、正月がそうです。したがって、日常的に遭遇しなければ文化ではないというのは乱暴な意見です。もし、このような暴論がまかり通るなら、年越しソバもお節料理も文化ではありません（感謝祭の七面鳥も、クリスマスケーキも同様に文化ではなくなります）。

たくさんの人が用いないと文化とは呼べないというのも論拠に乏しいです。能や文楽を見たことがないという日本人は多いです（というか大多数でしょう）が、もちろん両者は立派な日本文化です。イギリス人の多くはシェイクスピアを読んだり観劇したことはないでしょうが、シェイクスピアもチョーサーもブロンテ姉妹も当然立派な英国文化です。

ぼくは「文化とは何か」「文化的とはどういうことか」という命題について、明快に答えることができません。それは難しい命題で、おそらくは諸説あることでしょう。しかし、「長い経験がないから文化ではない」とか「日常的でないから文化ではない」とか「多くの人が感受していないから文化ではない」という根拠が妥当ではないことは、すでに示した反証から明らかです。カール・ポパーの言うとおり、反証は1例あればよいのです。それは個人の主観であり、朝日新聞社説執筆者の主観であり、客観的な事実ではないのです。牛肉の生食やレバ刺しが文化か、そうでないか。それについてもぼくは明言できません。また、その必要も感じません。ただし、牛肉の生食やレバ刺しが「文化ではない」と言いきることも、またとても困難なことであろうとは思います。それは「俺はそう思う」的な主観以上の何ものでもなく、根拠には乏しいと思うのです。

†腸管出血性大腸菌感染症は牛レバーや生肉だけが原因なのではない

問題の根幹は、腸管出血性大腸菌が起こす感染症です。牛レバー「そのもの」が問題の根幹ではありません。後述するように、腸管出血性大腸菌「そのもの」が問題なわけでもありません。

それなのに、なぜか議論は牛レバーの生食のみに集中し、他の議論がおざなりになっているという点で、厚労省の会議には大きな問題がありました。

牛レバーや肉のみが腸管出血性大腸菌感染症の原因になるわけではありません。厚労省の資料にも、過去の事例では、井戸水、牛肉、牛レバ刺し、ハンバーグ、かいわれ大根、サラダ、鹿肉、ローストビーフ、牛角切りステーキ、牛タタキ、キャベツ、メロン、白菜漬け、日本蕎麦、シーフードソースがあげられています。海外ではハンバーガー、ローストビーフ、ミートパイ、アルファルファ、レタス、ホウレンソウ、アップルジュースなどがあります（食品衛生分科会食中毒・乳肉水産食品合同部会　6月28日開催　参考資料6より）。

牛の腸管に〝住んでいる〟ことが多い腸管出血性大腸菌ですから、当然牛の糞にも腸管出血性大腸菌が紛れ込むことがあります。それが野菜や果物を汚染すると、これらの食べ物から腸管出血性大腸菌感染症が起きることがあるからです。

もし、腸管出血性大腸菌感染症の可能性があるという理由で、これらの食品の「生食」をすべて禁止するのであれば（会議の専門委員や厚労省のロジックを用いれば「禁止すべき」となるはずですが）、かいわれ大根、サラダ、キャベツ、レタス、アルファルファ、ホウレンソウ、は生で提供してはならず、メロンにも加熱処理を加え、アップルジュースは煮沸してホットで飲み、白菜漬けも煮るか焼くかしなければなりません。

実際、下痢症の多い途上国に旅行する時は、細菌などの汚染を懸念し、野菜を生で食べたり、汚染の可能性があるフルーツは食べないようにしましょうといったアドバイスをします（ぼくは旅行医学も専門なので海外旅行時の安全管理、リスクマネジメントもやるのです）。日本の食品管理はきわめて優秀で、ほとんど食中毒は起こさないですから、生野菜を食べることもフルーツを楽しむことも可能です。ただし、日本であっても（前記のように）可能性はゼロではありませんから注意しなくてよいということにはなりません。リスクは低いと判断することも大事ですし、リスクはゼロではないと理解することも大事です。

厚生労働省が規制したり禁止したりしていなくても、腸管出血性大腸菌感染症のリスクはついて回ります。たとえ国が規制・禁止していなくても、こうした感染症のリスクは個々の責任で理解しておく必要があります。特に持病のある方、体調の悪い方がバクバクと生食品（肉、野菜、魚関係なく）を食べるのはおすすめできないでしょう。リスクをどうしてもゼロにしたい、と希求する人は、厚生労働省がどう言おうと、生食品には敏感であり、それらには火を通す必要があるでしょう。実際、ぼくが外来で見ているエイズ患者の一部にはそのような生活指導をしています。

しかし、健康なのにもかかわらず、あまりに過度に食の安全性にビクビクしているのは、それはそれで不健康な態度ではないでしょうか。それに、ビタミンなど生野菜の与えてくれる栄養素には火を通すと失われるものもあります。そうすると、別の意味の健康リスクも生じてしまいます。あちらを立てればこちらが立たないのです。

いずれにしても、厚生労働省がレバ刺しを禁止する行為は、一見理にかなっているように見えて、他の食べ物のリスクを放置しているという問題が残ります。ダブル・スタンダードなのです。加えて、レバ刺しを禁止しておきながら他の食べ物はフリーにしていることによって、「それらの食べ物は厚生労働省がお墨付きを与えた、食べても大丈夫な食べ物」という幻想を与えてしまう可能性すらあります。

本来ですと、食べ物の安全は厚生労働省、保健所、農家、漁師、畜産業者、飲食店、そしてユーザーの皆が協力して獲得していくものだと思いますが、食の安全を「オカミ」に丸投げしてしまい、細かい所まで全部規定・規制をよろしくね、としてしまうと、ユーザーサイドの食の安全管理能力、危機管理能力がだんだん劣化していく可能性もあります。レバ刺しの禁止は、ユーザーのオカミ依存体質を高め、逆説的に他の食品の安全リスクを高めてしまうのではないかとぼくは思うのです。

†牛レバーによる腸管出血性大腸菌感染症の多い、少ないを考える

7月6日の厚労省の会議資料6によると、1998年から2010年までに生食用レバ

ーを原因とする食中毒は116件でした。そのうち87件がカンピロバクター、20件が腸管出血性大腸菌が原因でした。つまり、牛レバーによる腸管出血性大腸菌感染症は13年間で20件（患者数67人）しかなかったのです。年間5人程度の発生で、死亡者はゼロです。

ところが、同日の参考資料1では「牛レバーを原因とする腸管出血性大腸菌食中毒が多く発生して」と厚労省は書いています。年間5例、死亡者ゼロの食中毒のどこが多いの？　とぼくなんかは思ってしまいます。

もちろん、「多い」「少ない」は主観的な指標ですから、厚労省のステートメントが間違っているとはいえません。これも数字を扱う時にしばしば間違うところです。

数字は客観的な指標ですが、それを「多い」とか「少ない」というのは主観のなせる業です。1万円を多いと考えるか、少ないと考えるか。いろいろな意見があるでしょうが、それらの意見は「科学的に正しい見解」などではあり得ず、全ては主観的な見解です。

また、「多い」「少ない」の判断は文脈依存的です。今日のランチに1万円は、たいていは高額と考えるでしょうが（ま、そう考えない人ももちろんいるでしょうが）、今月の生活費1万円は、けっこうきつくないでしょうか。どういう文脈で語られるかによって、1万円は時に大金であり、ときにはした金になってしまうのです。

†大切なのは菌ではなく、人

食中毒の多寡もまた、文脈依存的です。

腸管出血性大腸菌O157：H7による食中毒は、アメリカで毎年6万人以上の患者がでて、2000人以上が入院し、20名が死んでいる病気です。日本では毎年1000例以上のサルモネラ感染症が食中毒として報告され、2000例以上のカンピロバクター腸炎が食中毒として報告されています。

日本では、毎年5000人以上が交通事故で死亡しており、3万人以上が自殺しています。厚生労働省のTOBACCO or HEALTHというホームページによると、2005年には19万6000人が喫煙を原因に死亡しています。[9] 東京消防庁によると東京管内では5年間で601人、餅をのどに詰まらせた患者が救急搬送され、そのうち26名が死亡しています。[10] 東京のデータから勘案するに、日本全体では沢山の人が餅を原因にして命を落としていることでしょう。

そういう文脈で、年間5名、死者ゼロの被害を出している牛レバー由来の腸管出血性大腸菌感染症を多いと認識するのはかなり困難なのではないかと思います。

これが感染症のプロが行う、臨床的な、実地診療的なものの見方です。

ぼくらはばい菌、微生物の情報も重視しますが、微生物の情報だけを見るのは間違っていると知っています。肝臓から大腸菌が見つかるか、という微生物の情報も重要ですが、それだけでは片手落ちです。より大切なのは、結局それでどれだけの健康被害が起きたか、です。

理論ではなく現実を見据えた場合、牛レバ刺しを原因とした腸管出血性大腸菌による感染症は微々たる健康被害しか起こしていません。肝臓に大腸菌がいた、という基礎医学的、微生物学的データもすでに議論したように瑕疵があります。しかし、それ以上に問題なのは「そこに微生物がいる」というのと「病気が起きる」ことを混同してしまっている、会議の専門家や厚労省官僚たちの誤謬です。

食べ物にばい菌が付着していたからといって、みなが病気になるわけではありません。多くの場合、胃酸によってばい菌は死滅します。

近年、プロトンポンプ阻害薬のような強力な胃薬がたくさんでていますが、この乱用は考えものです。

胃の調子が悪い人は多く、胃薬の恩恵を受けている人は多いでしょう。胃酸というとなんとなく悪いイメージを持っている人も多いようです。

しかし、胃酸は食物の消化、殺菌という貴重な仕事をしてくれているのです。なんでもかんでも悪者扱いにして胃酸を抑えてしまうと、食べ物の安全な摂取に阻害が生じてしまいます。食べ物の摂取は食べ物側の要素ばかり考えていてはいけないので、食べる人の状態も重要なのです。逆に、胃酸がきちんと作られている健康な人であれば、多くの細菌はそこで殺されてしまいます。

たとえ胃酸による溶解をすり抜けて、腸管出血性大腸菌が腸に侵入した場合でも病気を起こすとは限りません。他の常在する菌が腸管出血性大腸菌の増殖を抑えているためです。現にぼくも無症状で便培養（糞便細菌検査）で腸管出血性大腸菌を見つけることがあります。抗生物質を乱用して、腸内の常在菌を荒らしたりしなければ、病原体の増殖は常在菌が押さえつけてくれることもあるのです。

また、患者の免疫細胞も病気の原因となるばい菌を駆除してくれることもあります。だから、例えばリステリア菌が生チーズにくっついていたとしても、多くの人は腸炎になったりしないのです。

このように、「食べ物に病原体がいる」＝「感染症を発症する」ではないのです。現に、統計データを見れば、感染症の発症者は（特に日本では）少ないのです。厚労省は微生物の情報ばかり見ず、こういう「人」の要素もきちんと吟味すべきでした。
「人」の要素を吟味するということは、リスクの高い人は生食を回避することも大切だ、ということでもあります。言い換えるならば、生食が危険かそうでないかは、食べ物そのものだけでなく、食べる人の状態も大事だということです。胃酸は抑えられていないか、常在菌が荒らされていないか、加齢や病気や妊娠で免疫力が落ちていないか……こういった個々の要素を勘案して、食のリスクを見積もります。

食のリスクは、他の多くのリスクがそうであるように、ゼロにすることはできません。また、ゼロにする必要もありません。個々の条件とリスクに応じて、理にかなった減らし方をするのが大切なのです。であるならば、このような事象……年間わずかな患者しか生じていない事象、死者も確認されていない事象、を法律で禁じてしまうのは、あまりにも無節操なゼロリスク希求思考ではないでしょうか。

会議の専門家委員の一人、甲斐明美氏（東京都健康安全研究センター）は、２０１１年６月28日の会議の中で次のように発言しています。「このレバーの問題は、どうしても避けて通れないので、ここをどうするのか、少なくとも方向性だけでも出しておかないと、今回、肉だけやりましたというのでは、周りが納得してくれないのではないかと思います」

要するに、甲斐氏が求めているのは、食の安全「そのもの」ではありません。彼女が求めているのは、「周囲の納得」なのです。

これは専門家委員会のよくある誤謬の一つです。実際のリスクそのものを吟味するのではなく、「みんなにブーブー文句を言われるのは困る」というのです。これは言い換えれば、「私は非難されたくない」という自分本位の発想なのです。官僚や専門委員は私心を捨て、国民の利益のことのみを顧慮して発言したり、事物を決定しなければならないのですが、残念なことにしばしば「私が批判されないかどうか」が意思決定の基準になってしまっているのです。

†レバ刺しを法的に禁じるのは妥当か

2012年3月30日、厚労省の会議である薬事・食品衛生審議会食品衛生分科会乳肉水産食品部会は、食品衛生法第11条第1項に基づく規格基準を設定しました。それは以下の通りです。

1　牛肝臓を生食用として販売してはならない旨
2　牛肝臓を利用して食品を製造、加工又は調理する場合には、中心部を63℃で30分間加熱又は同等以上の殺菌効果のある加熱殺菌が必要である旨

その根拠としては、

1　腸管出血性大腸菌は牛の腸管内に存在し、2〜9個の摂取で食中毒が発生した事例が報告されている。
2　生食用牛肝臓の提供の自粛を要請した昨年7月以降でも、4件（患者数13人）の食中毒事例が報告されている。
3　厚生労働省が実施した牛肝臓の汚染実態調査で、牛肝臓内部及び胆汁から腸管出血性大腸菌の検出事例が報告されている。
4　牛肝臓を安全に生食するために有効な予防対策は見い出せていない。

とのことでした。ここに、牛レバーの生食を法的に禁ずる方向性が定まりました。

2011年6月の段階では、阿南久委員のみが完全なる禁止を要求していたのですが、牛肝臓のなかから腸管出血性大腸菌が検出されたこともあり、会議の流れは「禁止」に傾いていったのです。

腸管出血性大腸菌が牛の腸管内に存在するのは事実です。しかし、それは「別の話」であり、生レバー禁止の根拠にはなりません。理由は簡単です。腸管とレバー（肝臓）は別物で、我々は科学的に議論する時「別の話をしてはいけない」からです。

2～9個の摂取で食中毒が発生したことがある、という事例は禁止の根拠になるでしょうか。いや、これは「そういうこともある」という一事例に過ぎず、一般化できるとは限りません（教科書的にはSTEC感染に必要な菌量は10～100と書かれています）。

このような極論を引き合いに出すやり方を、「例外事項の一般化」と呼びます。それは、例えば「時速20kmで走っている車でも自動車事故で死亡例を引き起こしたことがある」という事例を以って制限速度を時速20km以下に設定するようなもので、理にかなった態度ではありません。

ぼくはレバ刺しで食中毒が「起きない」とは主張していません。もちろん、食中毒は起きます。ある一定の確率で必ず起きます。

そして、２０１１年のユッケによる腸管出血性大腸菌感染症でメディアは大騒ぎをしましたから、そのような食中毒に皆が神経質になるのは当然です。みんなが注目すれば事象が発見されやすくなるのもまた当然です。２０１１年7月以降、食中毒の事例が報告されたのはむしろ自明のことなのです。

これは例えば、耐性菌による院内感染がテレビで報道されると、「うちでも、うちでも」と続報がなされるのと同じ理屈です。「ゼロを目指す」というあり得ない目標設定をするから、このような報告にオタオタしてしまうのです。

†勘違いな厚生労働省のコメント

牛肝臓の汚染実態調査についてはすでに説明しました。方法論に大きな問題があるため、この調査そのものの信憑性には疑いがあります。また、百歩譲ってこの調査の結果を受け入れたとしても、問題は「菌の存在」ではなく、「食中毒による被害の大きさ」なので、そこに議論を進めなければ意味がありません。

「牛肝臓を安全に生食するために有効な予防対策は見い出せていない」と厚労省は言いますが、実際にはレバ刺しは極めて安全な食べ物です。諸外国に比べて日本における食中毒の事例は実に少なく、日本の食品は概ね食中毒に対して安全なのです。レバ刺しによる腸管出血性大腸菌感染症の事例は少なく、死亡例はありません。餅などに比べれば、（たばこは言うに及ばず）はるかに安全です。「ゼロにする」というあり得ない目標設定さえしなければ、ですが。

ところで、厚労省が行ったパブリックコメントにおいても、

餅や蒟蒻ゼリーをのどに詰まらせて亡くなられる方はおり、牛肝臓を生食するよりも危険性の高い食品はあるが危ないから全面禁止にはならない。車は交通事故、たばこは肺がんのリスクがあるにも関わらず製造販売を法律で禁止になっていない。

というコメントが寄せられていました。それに対する厚労省の回答は以下の通りです。

他の動物の肉などについても、腸管出血性大腸菌以外の食中毒をおこす細菌やウイルス等の危険性があるため、生食は推奨しておらず、中心部まで十分加熱調理して食べることが重要と考えています。生食用鮮魚介類や生食用かきなどについては、食中

毒原因菌が異なるため一般的に重篤な症状となる食中毒は発生しませんが、既に生食用食品としての一定の規格基準を定め、必要な規制を行っているところです。今後、公衆衛生上対応が必要と考えられる食品については、その取扱いについて検討することとしています。

なお、車の使用は広く効用等が認められているものであり、たばこも、健康面での対策は必要ですが、嗜好品としては世界的に広く認められている中で、食品の安全規制と同列に扱うべきものではないと考えます。

生食用鮮魚介類や生食用かき（刺身、寿司など）については後述します。いずれも日本においてはリアルな健康リスクがあり、「リスクをゼロにしたい」と本気で考えるのであれば、禁止以外の選択肢はありません（が、ぼくはそれを正しい判断だとは思いません）。厚生労働省の言う「一般的に重篤な症状となる食中毒は発生しません」も間違いで、後述のようにビブリオ・バルニフィカスやノロウイルスは人を死に至らしめる可能性はあります（しかし、ここでもぼくは「だから禁止にしろ」とは思いません）。

たばこについて、嗜好品として世界的に広く認められているから、「だからよいのだ」

という理屈はまさに思考停止そのものではないでしょうか。広く認められ、多くの人に使用されているからこそ、ユーザーが限定されているレバ刺しに比べて健康リスクの規模が大きく、よりエネルギーを費やして対策しなければならないと考えるのが自然なのではないでしょうか。みんなが認めているから気にしない、というのは「赤信号、みんなで渡れば怖くない」ということではありませんか。

第二章

病気と菌の近くて遠い関係

†食中毒の原因はたくさんある

さて、まずは基本的な事項をおさらいしておきましょう。

まず、食中毒とはいったい何か。英語ではfood poisoningといいます。実は、この呼称は使用者によって微妙に使い方が異なります。

厚生労働省や農林水産省のホームページを読んでも「食中毒とは何か」という定義については記載がありません（ぼくには見つけられませんでした）。たまたま見つけた大阪府のホームページには「食中毒とは、食品や飲料を口にすることによって起こる腹痛や下痢、嘔吐、発熱などの健康被害をいいます」とあります。[*1]

厚生省（当時）の1999年（平成11年）「食品衛生法施行規則の一部を改正する省令の施行等について」には「食中毒病因物質の分類」というのがあって、これには次のような病因物質のリストが載っています。[*2]

1　サルモネラ属菌

2　ぶどう球菌

3　ボツリヌス菌

4　腸炎ビブリオ

5　腸管出血性大腸菌

6　その他の病原大腸菌

7　ウエルシュ菌

8　セレウス菌

9　エルシニア・エンテロコリチカ

10　カンピロバクター・ジェジュニ／コリ

11　ナグビブリオ

12　コレラ菌

13　赤痢菌

14　チフス菌

15　パラチフスA菌

16　その他の細菌　エロモナス・ヒドロフィラ、エロモナス・ソブリア、プレシオモナス・シゲロイデス、ビブリオ・フルビアリス、リステリア・モノサイトゲネス等

17　小型球形ウイルス

18　その他のウイルス　A型肝炎ウイルス等

19　化学物質　メタノール、ヒスタミン、ヒ素、鉛、カドミウム、銅、アンチモン等の無機物、ヒ酸石灰等の無機化合物、有機水銀、ホルマリン、パラチオン等

20　植物性自然毒　麦角成分（エルゴタミン）、ばれいしょ芽毒成分（ソラニン）、生銀杏及び生梅の有毒成分（シアン）、彼岸花毒成分（リコリン）、毒ウツギ成分（コリアミルチン、ツチン）、朝鮮朝顔毒成分（アトロピン、ヒヨスチアミン、スコポラミン）、とりかぶと及びやまとりかぶとの毒成分（アコニチン）、毒きのこの毒成分（ムスカリン、アマニチン、ファリン、ランプテロール等）、やまごぼうの根毒成分（フィトラッカトキシン）、ヒルガオ科植物種子（ファルビチン）、その他植物に自然に含まれる毒成分

21　動物性自然毒　ふぐ毒（テトロドトキシン）、シガテラ毒、麻痺性貝毒（PSP）、下痢性貝毒（DSP）、テトラミン、神経性貝毒（NSP）、ドウモイ酸、その他動物に自然に含まれる毒成分

22　その他　クリプトスポリジウム、サイクロスポラ、アニサキス等

23　不明

いやいや、本当にたくさんありますね。実際には食品や飲料由来の毒性物質は他にもあるのですが（後述）……あ、そうか、そのために「等」とか「不明」とかついているんですね。役人言葉は便利です。

そういえば大阪府のホームページにおける食中毒の定義は「腹痛や下痢、嘔吐、発熱など」とありますが、このような「お腹を下す」タイプの食中毒だけではなく、ボツリヌスやふぐ毒（テトロドトキシン）みたいにお腹とは何の関係もない症状（神経症状）を起こす食中毒もあります。あ、ここにも「など」とちゃんとフォローが入っていました。

また、「同一の食物から同一の食中毒症状を呈した患者が複数いるという疫学的な証拠がなければ『食中毒』という病名はつけられない」という意見もあります。[*3] 実際、食中毒患者の届け出においては、「胃腸炎患者が多数受診しているなど、その状況から食中毒が疑われる場合」（札幌市ホームページ[*4]）とあり、複数患者が発生していることは必須ではないにしても、ある程度の了解事項という気がします。

病因物質の一覧表を見れば分かるように、食中毒のすべてが感染症なわけではありません。例えば、ヒ素やメタノールといった化学物質も食中毒の原因になります。その一方、大多数の食中毒は細菌やウイルスなどによる感染症が原因となります。「いわゆる」食中毒について語る場合、それは実質上はほぼ感染症と同義と考えても、それほど問題はないと思います。

†日本の「食中毒」はややこしい

ぼくたち医師が感染症を届けるときには、二つの法律が関与しています。一つは、食品衛生法第58条第1項に基づく食中毒、もう一つが「感染症の予防及び感染症の患者に対する医療に関する法律」、いわゆる感染症法です。感染症法と食品衛生法の両者にまたがる病原体もあります。例えば、腸チフスの原因となるサルモネラ（*Salmonella typhi*）がそうです。

サルモネラ感染症は基本的に口から菌に汚染された食べ物や飲み物を摂取することで起きますから、腸チフス患者のほとんどは、テクニカルな意味での「食中毒」患者と考えて差し支えないでしょう。

しかし、例えば途上国に旅行に行って、そこの食べ物や飲み物から感染した（と想定される）場合には普通は感染症法を適用して保健所に届け出ています。「食中毒」として食品衛生法を適用し、これを届け出ることはほとんどありません。食品衛生法の守備範囲はあくまでも国内の食品に関する衛生を取り扱う法律なのです。彼らは医学的な意味では「食中毒」を起こしているのですが、行政的な意味での「食中毒」患者としては取り扱われないのです。

この報告の二重性が日本における「食中毒」の実態理解を難しくしています。例えば、日本食品衛生協会によると、我が国では食中毒としてのリステリア症（*Listeria monocytogenes* 感染症）の報告はありません。[*5]

リステリアはグラム陽性桿菌という種類に属する細菌で、加熱の不十分な乳製品から感染し、乳児、妊婦、高齢者や免疫抑制者で髄膜炎などの病気を起こします。では、日本ではリステリア感染症がないかというとそんなことはありません。病院でみつかる細菌のデータベース（厚生労働省院内感染対策サーベイランスJANIS）によると、2007年7月から2008年6月までの1年間に58名の患者からリステリア菌が検出されています。[*6] ぼく自身、感染症の医者としてリステリア感染症患者にはときどき、そうですね、年に数回は遭遇します。

リステリアの感染経路はほとんどが飲食物なので、その感染症は、「食中毒」であったと考えるのが自然です。ただ、リステリアの場合、潜伏期間が長いこともあって原因食物を突き止めることはそんなに簡単ではありません。

また、リステリアは基本的に健康な人には病気を起こさず、免疫力の落ちている乳児、妊婦、高齢者などに限定して感染症を起こすのです。よって、「いわゆる」食中毒に特徴的な複数患者の同時発生という現象が見られにくい。単発の、1人だけの患者のことが多いのです。そうすると、「食中毒」としては認識されにくいのです。

そんなわけで、日本では医学的な意味でのリステリア感染症（すなわち食中毒）は起きているのですが、それは行政的な意味での食中毒としては、食品衛生法という法律の枠内では認識されないのです。

ま、それにしても感染症法も食品衛生法も厚生労働省・保健所マターなんですが、縦割り行政のせいで両者がうまくリンクしていないのは、どうかなあ、とぼくには思えます。

†病原体がいても病気になるとは限らない

もうひとつリステリアの事例が教えてくれることがあります。リステリアという細菌が食物に存在するということと、それが感染症という病気を起こすことは同義ではないということです。いや、リステリアが混入している食べ物を食べてもほとんどの人は病気になりません。菌が腸の中でじっとしていて、しばらくすると体外に出て行くだけです。

事実、リステリア菌は非加熱のチーズにしばしば混入しており、フランス人などヨーロッパの人たちはこのようなチーズを好んで食べますが、リステリア感染症を起こす人はめったにいません（皆無というわけでもないですが、34頁参照）。「そこに病原体がいる」ということと、「それが病気を起こす」ということを同義に捉えてはいけないのです。

このことは腸管出血性大腸菌においても同じです。ぼくはときどき、この細菌を無症状の患者の便から偶然見つけます。腸管出血性大腸菌はしばしば牛の腸管にいますが、それらの牛のほとんどは病気になっていません。「菌がいる＝病気」ではないのです。

このことは感染症を理解する上でとても大事なコンセプトなのですが、残念ながら多くの人には理解されていません。

例えば、ＭＲＳＡという細菌がいます。これはメチシリン耐性黄色ブドウ球菌の略称なのですが、よく使う抗生物質に耐性があるため、入院患者などに重症の感染症を起こすことがあります。しかし、ＭＲＳＡを有していること（保菌と言います）「そのもの」が病気なのではありません。日本でも海外でも、このＭＲＳＡを保菌している人はけっこういますが、その人たちは病気ではありませんし、病気ではないがゆえに治療も不要です。

しかし、このＭＲＳＡ保菌者を毛嫌いする人はいまでもたくさんいます。例えば、高齢者が療養施設に入所するとき、ＭＲＳＡの検査をすることがあります。ＭＲＳＡが見つかると抗生物質で除菌しなさい、そうしなければ入所できませんといわれます。

病気でもないのに抗生物質を使う必要はありません、とぼくは説明します。多くの人は理解してくれますが、頑迷にこれを理解しない人もいます。医者ですら、これを理解しない人がいます。非常に困ったことです。

†抗生物質にもリスクがある

ぼくは感染症の治療には抗生物質を使いますが、菌を殺すこと「そのもの」を目的として抗生物質を使うことはありません。なぜなら、抗生物質には三つのリスクがつきまとうからです。

一つ目は副作用。どんな医薬品も副作用ゼロということはありません。抗生物質も例外ではなく、１００％安全で副作用の起きない抗生物質は存在しません。

それでも感染症の患者の場合、抗生物質で菌を殺し、病気を治したほうがよいわけで、

（ポテンシャルな）リスクのある抗生物質の使用は正当化されます。

もちろん、不幸にして抗生物質の副作用に苦しむ人もいますし、ときにそのせいで亡くなってしまうこともないわけではありません。しかし、全体的に考えれば感染症そのもので命を失いそうになっている人が、抗生物質のおかげで救命できる可能性のほうが高いのです。あるいは、そのような可能性が高いときにのみ、医者は抗生物質を用いるべきなのです。

しかし、全く症状がない保菌者においては、抗生物質で得られる利益はゼロですから、あるのは（わずかとはいえ）副作用のリスクだけです。このような抗生物質の使い方をしていれば、総じて患者は損をする可能性が高いに決まっています。

二つ目のリスクは耐性菌です。抗生物質を使っていると、必ずといってよいほど耐性菌が増えます。耐性菌が増えると、将来感染症になった時の治療の選択肢が狭くなります。場合によってはなくなってしまいます。すでに日本では、病院で使用する抗生物質が全く効かない細菌がしばしば見つかっています（多剤耐性緑膿菌、アシネトバクターなど）。配慮なく抗生物質を乱用していると、このような耐性菌が増えて将来感染症の治療方法がなくなってしまう危険があります。

三つ目のリスクはお金（コスト）です。医療のためには無尽蔵にお金を使っても構わない。医は仁術なんだから、お金のことなんて考えるのは不謹慎である。昔はそういう考え方もありましたが、今ではそうは参りません。医療・福祉など社会保障のコストは逼迫しています。日本は借金だらけの国で、無尽蔵に医療にお金を使ってよいわけではありません。必要な医療にお金を使うのはよいとしても、不要な抗生物質にお金をジャンジャン使うのは正当化できないでしょう。

このように抗生物質には本質的な三つのリスクがついて回ります。しかし、リスクがあること「そのもの」がいけないのではありません。だから、抗生物質を使うなんて止めてしまえ、と逆ギレしてもだめです。薬害の問題を過度に訴える人にはこういう論調が見られることがありますが、理にかなった態度ではありません。

†副作用も程度次第

大事なのは抗生物質のリスクをきちんと見据えること。そして、抗生物質が与えてくれる恩恵もやはり同じ目線でしっかりと見据えること。そして、目の前の患者に対しては、抗生物質のもつリスクと利益、どちらが大きいかを考えること。これが、医者のプロフェッショナルな仕事になります。リスクを無視して抗生物質を乱用するのも愚行なら、利益を無視して抗生物質を全否定するのも愚行なのです。

ところが、多くの人はある事物のリスクの一面ばかりをみて、別の方面を無視してしまいます。これは一種の思考停止です。

例えば、ぼくはエイズの患者さんをよく診ますが、「薬を飲みたくない」とおっしゃる患者さんが結構います。どうしてかというと、エイズの治療薬の副作用が怖いというのです。ネットを検索すると、エイズ治療薬の副作用で苦しんだ患者の書き込みをあちこちに見つけることができます。そういう書き込みを見て怖くなってしまい、「薬は飲みたくない」となってしまうのです。

しかし、エイズ治療薬を飲まないと病気は進行してしまいます。エイズはもはやかつてのような死の病ではなく、きちんと治療すればおそらくは天寿を全うできる病気です。しかし、薬を飲まなければ病気はほぼ例外なく進行し、ついには合併症のために死に至ってしまいます。

確かに、(全ての治療薬がそうであるように)エイズ治療薬にも副作用があります。ときどき、そういう副作用が起きるのをぼく自身、目にします。が、その一方で多くの患者さんは副作用なく薬を飲んでいますし、たとえ副作用がおきたとしてもそれは軽いものであったり一時的なもので、自然になくなってしまうことがほとんどです。

ただし、そのように副作用に苦しまなかった患者さんはネットにあれこれ書き込んだりしません。「薬を飲み始めたのに、なんと副作用が出ていないんですよ」ではニュース性を欠きます。ニュース性とはドラマ性という意味だからです。

逆に少数派であるけれどもドラマチックな副作用に苦しんだ人こそが、ネットに「俺はこんなひどい目に遭った」と書き込むのです。ここでも犬が人を噛んだ事例は看過され、人が犬を噛んだ事例が喧伝されるわけですね。ネットの情報には（マスメディアの出す情報同様）偏り（バイアス）がかかってしまうのです。

もちろん、エイズ治療薬が必要であるからといって、その治療薬の副作用は無視してはいけません。副作用のデータを医者は熟知しておく必要がありますし、患者にも副作用のリスクはきちんと説明しなければなりません。しかし、リスクがそこにあるからといって、そこで思考停止に陥り、リスクの全面回避＝薬を飲まない、という判断をしてはいけません。それは病気の進行という、より大きなリスクを背負うことを意味しているからです。

†リスクは常に双方向性

同じことは食品についてもいえます。食品は大切な栄養源であると同時に一種の「毒」でもあります。

例えば、生野菜は貴重なミネラルやビタミンを提供してくれますが、寄生虫や細菌感染症のリスクがついて回ります。火を通したり、農薬を使えばそのリスクは減らすことができますが、今度は栄養素の低下や農薬そのものの害という別のリスクが生じます。ここでも、一方のリスクばかり見て他方のリスクを無視するのは思考停止です。

無農薬の生野菜となんとなく「よい食べ物」というイメージがあります。実際に無農薬野菜は多くの人に健康で快適な生活をもたらしてくれますが、一部の人にとっては健康のリスクです。無農薬野菜は回虫などの寄生虫感染症のリスクをはらんでいます。無農薬だから絶対に安全、というのはイメージや雰囲気がもたらす間違った判断です。

また、生野菜にも感染症のリスクがついて回ります。実は、腸管出血性大腸菌も(牛の糞などで汚染された)生野菜から感染することがあります。このことはすでに指摘しました。

アメリカではホウレンソウによる腸管出血性大腸菌O157のアウトブレイクが起きていますし、ドイツでは2011年、O104:H4という大腸菌（厳密にはこれは腸管出血性大腸菌ではなく、腸管凝集性大腸菌と呼ばれるものです）による食中毒が起きました。この原因食物は当初、スペイン産のキュウリなのでは、とかエジプト産の生野菜（もやしのような新芽野菜）では、などと諸説が飛び交い、現在もはっきりしたことは分かりませんが、野菜を介した食中毒ではあるようです。

このようにリスクというのはほとんどの場合、双方向性を持っています。農薬を使った野菜も健康リスクですが、使わないのもやはりリスクです。火を通した野菜も（栄養不足という）健康リスクですが、生野菜も同様です。リスクの一側面ばかりを見たり、ことさらに強調すると理性的な判断ができません。そして、イメージや雰囲気でリスクや健康を考えるのは、誤った態度なのです。

†人間の体内はばい菌だらけ

それでは次に腸管出血性大腸菌とはなにかを考えてみたいと思います。72ページの食中毒リストで、5番目に位置するのが「腸管出血性大腸菌」です。

大腸菌は人間の腸内にもともといる菌です。学名を*Escherichia coli*といいます。*Escherichia*はドイツの医師、テオドール・エシェリッヒ（Theodor Escherich）さんの名にちなんでいます。彼が大腸菌の発見者なのです。coliとは腸のことです。もともと腸の中にいるから、大腸菌なのです。

さて、大腸菌そのものは人間の体内に住んでいますから、この存在自体は有害ではありません。というか、これが腸にいるおかげで腸炎を起こすような病原体がはびこるのを抑えられ、食べ物の吸収も促進され、健康のために役に立ってくれています。

人間は無菌状態なのではなく、たくさんのばい菌と「共生」しています。皮膚や口の中、腸の中、女性の膣の中はばい菌だらけで、そのおかげで健康に生きていけるのです。人間はばい菌なしでは健康でいられないのです。

例えば、女の人が抗生物質を飲むと、陰部がかゆくなることがあります。これは、膣にいる常在菌が抗生物質で殺されて、代わりにカンジダというカビが増殖してしまうためです。同じように抗生物質を飲むと、腸の細菌（大腸菌など）が殺されてしまい、*Clostridium difficile*という細菌が増えて、この毒で腸炎を起こすことがあります（偽膜性腸炎といいます）。

抗生物質は病気の原因菌も殺してくれますが、正常な常在菌、ぼくらの健康を守ってくれる菌も無差別に殺してしまいます。必要ない時に抗生物質を飲むと健康が害されてしまうのです。例えば、風邪はウイルスといって抗生物質が効かない微生物が原因の病気ですが、こういうときに抗生物質を飲むと得をするより（副作用や常在菌の死滅により）損をする可能性が高いのです。だから、風邪をひいた時にお医者さんに抗生物質をください、とお願いするのは、みなさんの健康にむしろ不利益になることが多いのです。

抗生物質は健康によい、悪いという二元論では語れません。抗生物質そのものは価値中立的です。ある人にとっては不健康をもたらし、ある人（細菌感染症の患者）には健康を提供するのです。

そんなわけで、たいていの大腸菌は人間のお腹の中で、我々の役に立ってくれる貴重な存在です。

もっとも、これは腸の中にいれば……という話で、この大腸菌が移動して別の場所に行くと病気の原因になることがあります。例えば、膀胱炎のような尿路感染がそうです。膀胱炎は女性に多い病気ですが、大腸菌が最大の原因菌です。

腸の中の大腸菌が、肛門から前に移動して尿道を逆向きに通り、膀胱にうつって炎症を起こすのです。男性の場合は、肛門と尿道の距離が長いですから（間に陰嚢＝いわゆる金玉袋とかが邪魔してますし）、膀胱炎には滅多になりません。

こんなわけで、人間がもともともっている菌は、時と場合によって病気を起こすこともあります。大腸菌も抗生物質と同じように、よい悪いの二元論では語れません。腸の中にいる時は人間の役に立ってくれるし、他の場所に行けば有害になったりします。

全ての大腸菌は（尿路感染のような）病気を起こすことが可能です。つまり「病原性」があるのです。しかし、いわゆる「病原性大腸菌」は、こういう大腸菌を指しません。普通の大腸菌は腸の中にいても病気を起こしませんが、一部の大腸菌は腸の中で病気を起こすのです。このような腸の病気、すなわち腸炎を起こす大腸菌をいわゆる「病原性大腸菌」というのです。

†病気を引き起こす大腸菌

病原性大腸菌にはいくつかの種類があります。それは以下のようなものです。

下痢症の原因になる大腸菌の分類*7

STEC あるいは EHEC
ETEC
EPEC
EAEC
EIEC
(DAEC)

うーん、なんだか略語ばかりで訳分かんないですね。でも大丈夫。知っておかねばならないのはこのうち2種類だけ。すなわち、ＳＴＥＣ（またの名をＥＨＥＣ）とＥＴＥＣだけです。残りは特殊な、そしてマイナーなタイプなので特に知らなくても大丈夫です。ＳＴＥＣ（ＥＨＥＣ）とＥＴＥＣ、前者を通常、エステック（あるいはイーヘック）、後者をイーテックと呼ぶことが多いです。

一つずつ説明していきます。どれにも「ＥＣ」というのがついていますね。これは*Escherichia coli*、つまり大腸菌のことです。で、ＳＴＥＣはShiga-toxin producing E. coli（シガ毒素産生大腸菌）で、別名をＥＨＥＣ（enterohemorrhagic *E. coli*）といいます。

entero は腸、hemorrhagic は出血性……そう、これが腸管出血性大腸菌なのです。腸管出血性大腸菌はシガ毒素という毒を作るので、それでＳＴＥＣとも呼ぶのです。

ＳＴＥＣの中でも、特に有名なのが、Ｏ１５７です。海外ではＯ１５７：Ｈ７と呼ぶことが多いです。これは重症にしてときに致死的な溶血性尿毒症症候群（ＨＵＳ）の原因となるため、とても重要になります。

溶血というのは赤血球が壊れてしまい、貧血になることをいいます。尿毒症とは腎臓の機能が悪くなり、体の「毒」をおしっこに流すことができなくなり、その「毒」が体中にまわってしまうことをいいます。Ｏ１５７などの腸管出血性大腸菌はこのシガ毒素を作ることで赤血球と腎臓を破壊し、溶血性尿毒症症候群（ＨＵＳ）を起こすのです。

ＨＵＳは恐ろしい病気で、死亡率が高く、成人では軽症でも12％、重症患者では６割以上が死に至ってしまいます。[*8] 小児では死亡率はやや低く、５％以下といわれています。[*9]

ＳＴＥＣは軽症の下痢、重症の出血性の下痢、そしてＨＵＳと様々な病気の原因になります。発症者の４％くらいがＨＵＳを発症するといわれています。[*10]

つまり、ＳＴＥＣはＨＵＳだけでなく、腸炎などの原因にもなるのです。いや、ＨＵＳになるのはむしろ少数派といえましょう。

ＳＴＥＣはＯ１５７だけなのではありません。確かに、ＨＵＳの８割くらいがＯ１５７を原因としていますが、他の血清型、例えばＯ１１１とかＯ26とかが原因になることもあります。一方、前述のように全く無症状でこの菌を保菌している人もいて、ぼくも外来でときどきこの菌を見つけます。無症状の場合は（たとえ腸管出血性大腸菌を保菌していたとしても）原則、治療は必要ありません。その理由は既に説明したとおりです。

腸管出血性大腸菌は牛の腸管に寄生していることが多く、非加熱の牛乳、牛肉、ソーセージ、ローストビーフ、ハンバーグなどから感染することもありますし、周辺にある野菜や果物から感染することもあります。水とか、アップルサイダー、ホウレンソウなどの生野菜など、人の手を伝って人から人に感染することもあります。

一方、ＥＴＥＣとは enterotoxigenic *E. coli*、腸管毒素性大腸菌のことです。特に途上国における下痢の原因として有名です。海外旅行者が下痢をするとＥＴＥＣが最大の原因です。下痢は比較的軽症の水様便で、水分補給さえきちんとしておけばあまり問題にはなりません。

あとは、ＥＰＥＣ（enteropathogenic *E. coli*）とかＥＡＥＣ（enteroaggregative *E. coli*）とかＥＩＥＣ（enteroinvasive *E.coli*）とかありますが、比較的マイナーなので割愛します。

ＤＡＥＣ（diffusely adherent *E. coli*）は臨床的な位置づけが不明確なので、括弧付けで分類されています。

はい、ご苦労様でした。まとめますと、人間の体内には大腸菌が常在していて、これはぼくらの健康の役に立っています。しかし、時と場合によっては病気の原因になります。病原性大腸菌、とくに腸管出血性大腸菌は多くの人の腸には常在していませんので、下痢症や重症のＨＵＳの原因になることもあります。

第三章

食べ物には危険がつきもの

†日本における食の安全の歴史

もともと、食品衛生法は１９４７年（昭和22年）に制定された法律で、当時極めて悪かった日本の衛生状態をかんがみて、食中毒から国民の生命を守る、という意義で作られました。

戦後まもない日本は今では想像もできないくらい不衛生な国でした。赤痢や発疹チフス、ジフテリアなど様々な感染症が流行する国でした。

ところが、日本が清潔な国になり、食中毒の被害が激減するに伴い、国民の安全性に対する要求度、閾値が極めて高まっていきます。以前なら看過していた小さなリスクも許容できなくなってきたのです。

加えて、２００１年に国内の肉牛からＢＳＥ（いわゆる狂牛病）が見つかり、大きなパニックとなりました。当時日本の行政は「危機意識の欠如と危機管理体制の欠落」「生産者優先・消費者保護軽視の行政」「政策決定の不透明な行政機構」「農林水産省と厚生労働省の連携不足」「専門家の意見を適切に反映しない行政」の5点を指摘され、食品安全行政のありかた全般に改善が求められたのでした。その結果、食品安全委員会が発足され、食品安全基本法を成立させたのでした。[*1]

コーデックス委員会の推進してきた食のグローバル化、リスク分析の考え方の導入などもこのころからなされるようになります。この時期から農林水産省と厚生労働省は食の安全確保のために多大な努力を払うようになり、残留農薬の規制や監視・検査体制の整備を行い、「食品の安全性の確保」と「国民の健康の保護」を図ったのです。

その一方、日本の食品安全行政には「恣意性」があることが指摘されています。すなわち、明治以来の日本の食品安全行政が、食品衛生行政と同義であり、食中毒、異物混入、食品添加物など食品衛生に関するリスク評価に特化してきたというのです。

1951年から2009年までに、食中毒の死亡者は顕著な減少を示しているのに、食品による窒息死者数は9倍に増加しています。国際的に見ても、日本における食品による窒息死亡率はOECD27カ国で2番目に高いのです。その一方、すでに指摘したように、感染症等のいわゆる食中毒のリスクは日本は諸外国に比べてきわめて低いのです。腸管出血性大腸菌には過敏に反応するのに、餅をのどに詰まらせても反応がいまいちなのは、このためのようです。

このように、日本の食品行政は価値中立的とは言えず、一方のリスクには神経質に目を光らせているけれど、他方のリスクには知らん顔、という姿勢を取っていたのでした。「死亡」というリスクを勘案する場合、感染症で死のうが窒息で死のうが、ユーザーの国民としては関係ないにもかかわらず、です。

厚生労働省の食中毒統計はエクセルファイルで見ることができますが、1981年以降、人口10万人あたりの食中毒年間発生数は概ね20〜30人程度で安定しており、死亡者数は10万人あたり「ずっと」ゼロです。これは死者数がゼロというのではなく、10万人あたりの「割合」としてゼロなのです。[*2]

†食のリスクはゼロにできるか?

日本はとても安全な国です。治安はよく、夜道を女性が1人で歩いていても路上で強盗に襲われたりレイプされたりするリスクは(一部の例外的地域を除き)まずありません。暴動もテロ行為もまれで、クーデターも起きません。

飲食物についても同様で、水道の水をそのまま飲んでもお腹を壊したりはしません。お店に売っている食べ物は清潔で、腐ったりカビが生えたりしていることはありません。ぼくは1998年から2003年までニューヨーク市に住んでいましたが、食料品を売るデリカテッセンのクッキーやケーキにカビが生えていることは、わりと珍しいことではありませんでした。

また、イギリスや中国に住んでいたこともありますが、やはり日本に比べるとはるかに食品、料理の衛生状態は悪かったです。カンボジアのような途上国に行くと、食料品を売っている路上のマーケットなどで、ハエがわんさかとたかっていることなど珍しくはありません。繰り返しますが、日本の食べ物は世界的に見ると、極めて清潔なのです。

とはいえ、日本に住んでいるからといって食べ物が完全に安全というわけではありません。食品衛生法の規定する食中毒の原因をもう一度おさらいしておきましょう。日本における食事のリスクは、はたしてゼロにできるでしょうか。

†サルモネラ属・チフス菌・パラチフス菌

サルモネラは、鶏肉や鶏卵でときどき見つかる細菌で、腸炎の原因になります。ほかにも、牛肉やレバー、うなぎ、スッポンなどで見つかることもあります。また、腸から血液の中に入ると、血管の炎症を起こし、その血管が腫れてしまうことがあります（感染性動脈瘤といいます）。

この病気は治すのが非常に大変で、長期間の抗生物質による治療や、全身麻酔下での血管置換術のような大手術を必要とすることがあります。ぼくのいる神戸大学病院は心臓血管外科がとてもアクティブで優秀なので、こうした感染性動脈瘤の患者がたくさん集められてきます。

厚生労働省の資料によると、2004年から2009年までの6年間で、サルモネラによる食中毒患者は1万7213人、うち死亡者が4名です。これを「完全に」回避し、リスクをゼロにしたいのであれば、鳥刺しとか卵がけご飯は完全に排除しなければなりません。

また、サルモネラの一種であるチフス菌やパラチフス菌は血液の中を菌が走り回る、腸チフスと呼ばれる病気の原因にもなります。多くは途上国への旅行で感染します。腸チフスのワクチンも存在しますが、100%病気を防ぐだけの効果はありませんし、そもそもワクチンだって副作用のリスクがゼロであるわけではありません。リスクを完全にゼロにしたければ、海外に行かないのが一番ということになります。

†黄色ブドウ球菌

黄色ブドウ球菌は、もともと多くの人の皮膚に常在している常在菌です。これが皮膚にくっついていること「そのもの」は病気を意味しない（微生物がいるのと、病気は同義ではないのでしたね！）のですが、アトピー性皮膚炎など皮膚に病気を持っているとこの菌が皮膚から入って感染症を起こすことがあります。

また、エンテロトキシンと呼ばれる毒素を作るブドウ球菌は、食べ物にくっついて食中毒の原因になることがあり、夏場の仕出し弁当やおにぎりなどで食中毒が起きることがときどきあります。牛乳やその他の乳製品、卵、ハムなどの畜産製品、ちくわ、かまぼこなどの魚介類加工品、生菓子が原因になることもあります。2004年から2009年まで、日本では7761名のブドウ球菌による食中毒患者が報告されています。

黄色ブドウ球菌の食中毒はサルモネラと異なり、もともと食品（生き物）が持っている菌が原因となるよりは、食品関係者の手に付いたブドウ球菌が食品にくっついて食中毒の原因になることが多いようです。

まな板、包丁など調理道具にくっついていても、食中毒の原因になります。手洗いや調理器具の洗浄、殺菌が重要ですが、これも「リスクを完全にゼロ」にしたいのだったら、人の手を介した食品を完全回避するのがお奨めです。おにぎり、握り寿司などはもっての外で、機械が握る回転寿司に限定するのがよいでしょう。おふくろの「手」料理など、さらにもっての外です。リスクゼロを目指すのであれば、断固拒否すべきでしょう。

†ボツリヌス菌

ボツリヌス菌は正式名称を *Clostridium botulinum* といいます。嫌気性菌という種類の細菌で、空気が嫌いで、空気に触れると死んでしまいます。逆に、空気のない所では生存しやすいので、密封された空気のない食品、瓶詰めや缶詰めが原因でボツリヌス症が起きることがあります。おまけに、ボツリヌス菌は植物の種みたいな殻（芽胞といいます）を作るため、熱にとても強いのです。ちょっと煮沸消毒しただけでは殺せません。

ボツリヌス菌は典型的な感染症のように熱を出したり炎症を起こしたりせず、神経から筋肉への「動け」という命令を遮断するかわった感染症を起こします。

そのため、まぶたが重くなり、手足が動かなくなるという「麻痺」を起こします。同じく麻痺を起こす脳梗塞や脳出血は右半身、あるいは左半身と体の片側が麻痺することが多いですが、ボツリヌスの場合は左右両方動かなくなるのが特徴です。

横隔膜も筋肉でできていますから、しまいに呼吸もできなくなってゆっくりと（治療をしないと）死んでしまう病気です。おまけに感覚神経はぜんぜん冒されていないので、苦しみや痛みはそのままというなかなかイヤな病気です。

日本ではボツリヌス症はめずらしいのですが、「ゼロ」ではありません。いずし、カラシレンコンのような密封した食べ物によるボツリヌス食中毒の事例が報告されています。つい最近（2012年3月）も鳥取県で真空パックの「あずきばっとう」という食品からボツリヌスによる食中毒が報告されました。

ボツリヌス症のリスクを完全に「ゼロ」にするには、いずし、カラシレンコンは拒否。真空パックの食品も全部拒否。缶詰めや瓶詰めもリスクを完全には排除できないので、ついでに全部拒否したほうがよいでしょう。

あと、ボツリヌス菌はテロリストが生物兵器テロに用いる可能性も指摘されています。リスクを完全にゼロにしたければ、政治家や高級官僚のような政府の要人になったり、メディア関係者、有名人になるのも拒否したほうがよいでしょう。

†腸炎ビブリオ・コレラ菌（ナグビブリオ含む）

ビブリオにはいろいろな種類があります。ものすごい下痢を起こして脱水で死んでしまうことがあるコレラもビブリオの一種です（10頁で紹介したロンドンの井戸水から発生したのもコレラでした）。コレラは日本国内では（海外からの輸入例を除けば）ないと言われていますが、海外旅行帰りの人は、要注意です。

コレラ菌ではないビブリオもいます。これはもう少し軽症の下痢症を起こすことが多いです。ぼくも学生時代フィリピンへの国際保健研修ツアーに参加した時、ビブリオ菌（*V. parahaemolyticus*）に感染して下痢に苦しみました。リスクを完全にゼロにしたかったら、途上国で勉強しようなんて考えてはいけません（住むなんて論外です）。コレラ菌同様、海水に多いビブリオなので魚介類を介して感染することが多いです。

とくに怖いのがビブリオ・バルニフィカスと呼ばれるビブリオです（食品衛生法のリストには入っていませんが、「など」に属するのでしょう）。

これは重症の敗血症の原因となり、とくに肝硬変のある人で発症しやすいです。ぼくも千葉県の病院にいた時、この菌による重症感染症を見たことがあります。よって厚生労働省がパブコメで述べた「一般的に重篤な症状となる食中毒は発生しません」（70頁）は間違いです。

さらに、千葉県においてビブリオ・バルニフィカス感染症の事例はまれであったので、ぼくは県の疾病対策課に連絡しました。「あまり知られていないですが、千葉県でもこういう怖い感染症がおきますよ。とくに免疫の弱った方は要注意ですよ」と注意喚起してほしかったのです。

ところが、課の職員は「この菌は報告義務がないから」「厚生労働省は別に何も言っていない」といってぼくの訴えを斥けてしまいました。厚生労働省がたくさんの規則を作り規制をし、地方自治体や保健所に手取り足取り、「ああしろ、こうしろ」と「指導」していると、こういう自分の頭で考えられない職員が出てくるのです。住民の安全よりも「厚労省が言っているか否か」だけが判断基準になるのです。

ビブリオ・バルニフィカスは、食べ物を介した感染だけでなく、皮膚の小さな傷などを通じて感染することもあります。

例えば、生ガキを食べていて貝殻で手を切って、そこから菌が入って……なんていうのがコテコテのケースです。あるいは、海岸沿いを裸足で歩いていて落ちていた貝殻で足を切って……という話もあるでしょう。

もともと病気をもっていない人はビブリオ・バルニフィカス感染症にかかるリスクは小さいのですが、ここでも完全にリスクを排除し、ゼロにしたいのでしたら油断は大敵です。

まず火を通していない海産物、刺身、寿司の類いは完全排除しましょう。裸足で海岸沿いをあるくのも危険なので、海水浴もアウトです。

そもそも海水浴やスキューバダイビングは溺水や潜水病などいろいろな病気、事故のリスクを伴っていますから、リスクゼロを求めるあなたには絶対に向きません。君子危うきに近寄らず、です。海に行くのも止めましょう。あなたが海女さんや漁師さん、あるいは海上保安庁の職員さんだったりして、かつリスクをゼロにしたいと思っておいでしたら、悪いことは言いません。すぐに転職することをおすすめします。

†その他の病原大腸菌

腸管出血性大腸菌以外の大腸菌も腸炎を起こすことがあると説明しました。特に問題になるのは、ETECと呼ばれる大腸菌で、海外旅行で下痢をした時、最大の原因になるのがこれです。というわけで、リスクをゼロにしたいあなたは絶対に海外に行くべきではありませんし、途上国に行くなんて論外です。

また、病原性のない大腸菌も尿路感染など様々な病気の原因になることがあります。かといって腸内の大腸菌を抗生物質などで殺してしまえば、今度は他の菌（ディフィシレ菌など）による腸炎が起きてしまいます。ああ、リスクゼロを求める方には、なんとも悩ましいところです。

†ウエルシュ菌

食中毒の世界ではウエルシュ菌という呼称がよく使われますが、菌の名前は *Clostridium perfringens* といって、あまりかみ合いません。お腹の重症感染症の原因になることもありますが、食中毒の原因にもなります。

日本では給食や弁当にでる煮込み料理などが原因になることがあります。これもボツリヌス同様芽胞を作るため、加熱に強く、熱を加えたからといってリスクが排除されるとは限りません。2004年から2009年までの6年間で、食中毒被害者は1万1897名。死者は1人です。リスクをゼロにしようと思ったら、やはり弁当や給食は禁止にするのがよいでしょう。

†セレウス菌

Bacillus cereus といいますがよく見る菌です。チャーハン、ピラフといった炒めご飯、

スパゲッティなどのめん類、肉、野菜、乾燥食品なども食中毒の原因になります。これも芽胞を作り、熱に強いです。2004年から2009年の6年間で1374名の報告があり、1人死亡しています。これを完全に回避するには、ご飯類、めん類、肉類、野菜類、乾燥食品の排除が必要になりますが、さて、ではいったいなにを食べればよいのでしょう。

†エルシニア・エンテロコリチカ

これは比較的珍しい腸炎の原因ですが、ときどき見ます。回盲部といって、右の下腹に炎症を起こすので、急性虫垂炎、いわゆる「盲腸」に間違えられることがあります。乳製品、豚肉などが原因になることが多く、冬場によく見られます。冷蔵庫で保存してもこの菌は死なないので要注意です。日本では1997年に仕出し弁当が原因の食中毒で60人以上が発症しました。

食中毒の原因菌として認識されていないことが多く、感染症法による報告義務もありませんから、実際の被害よりも軽く見られている可能性が高いです。横浜市衛生研究所によれば、エルシニア（*Y. pseudotuberculosis* 含む）感染予防のためには、

1　冷蔵庫を過信しないようにしましょう。エルシニア（*Yersinia enterocolitica, Yersinia pseudotuberculosis*）は、冷蔵庫内でも増殖可能です。冷蔵庫内は、整理整頓し、期日が過ぎたものは処分しましょう。

2　生の肉や、加熱不十分な肉は、食べないようにしましょう。

3　牛乳は、殺菌済みのものを飲みましょう。生水を飲まないようにしましょう。未消毒のミルクから作ったソフトチーズを食べるのは控えましょう。

4　料理前、食事前は、手をよく洗いましょう。

5　動物と接触した後、生の肉を扱った後、トイレの後は、手をよく洗いましょう。

6　肉用のまな板と、他の食材用のまな板とは、別にしましょう。

7　動物の糞は、衛生的に処理しましょう。

だそうです。*3 みなさん、冷蔵庫内に期限切れ食べ物、ありませんか？　肉用のまな板って持っていますか？

†カンピロバクター・ジェジュニ／コリ

これは日本でもっともメジャーな食中毒の原因のひとつです。鶏肉が原因になることが多いですが、牛肉やレバーでの感染事例もあります。飲料水や生野菜も原因になります。腸炎が主な症状ですが、まれにギランバレー症候群といって、ボツリヌスみたいに動けなくなってしまう神経の病気を起こすこともあります（厳密にはボツリヌス症とギランバレーは臨床症状は異なるのですが、一般読者の方にはイメージしやすいと思うのであえてひっくるめてお話しします）。患者数は多くて毎年２０００人以上でています。リスクゼロを求めるのであれば生肉は回避です。生野菜も回避したほうがリスクはゼロになるでしょう。

†赤痢菌

これは途上国に行くとよく見る感染症です。菌名は *Shigella* と言います。日本人である志賀潔の名前を冠しています。赤痢は渋り腹、粘血便と発熱が特徴の病気ですが、痢とは「げり、はらくだし」の意味なんだそうです（「新漢語林ＭＸ」より）。血が出る下痢症なので赤痢なのですね。卵やレタスが原因で食中毒を起こすことが多いです。

日本では2011年に東北地方のファミリーレストランで、漬物由来の赤痢食中毒が発生しました。リスクを排除するためには、サラダや漬物は禁止、ファミレスも回避したほうが確実です。

†その他の細菌　エロモナス・ヒドロフィラ、エロモナス・ソブリア、プレシオモナス・シゲロイデス、リステリア・モノサイトゲネス等

リステリアについては既に述べました。日本でも見つかっています。エロモナスは別にエロとは何の関係もなく、池や川などの淡水、それに海（厳密には海辺）でも見つかる菌です。エビ、カキ、魚介類を介して感染します。お腹を壊すこともあるし、皮膚に感染症を起こすこともあります。プレシオモナスも比較的希な下痢の原因で、これも淡水魚や貝から感染します。日本の伝統的な魚介類摂取は、リスクゼロという目標にはかみ合わないので、禁止にしたほうがよいかもしれません。

†小型球形ウイルス（ノロウイルス）

昔は小型球形ウイルスと言っていましたが、今はむしろ「ノロ」のほうが通りが良いですね。これは「世界最大の下痢の原因」として知られています。

なにしろ感染力が強く、発症しやすく、消毒しにくい、治療薬やワクチンが存在しない、ということで食品衛生上も医学上も非常にやっかいなウイルスです。

ノロウイルスはカキなどの特定の食べ物と関連付けられることが多いですが、たいていの食べ物や飲み物から感染することが可能です。おまけに環境中で簡単に死なないので、病院や療養施設で流行しやすいのも悩ましいところです。

食品衛生法の報告では毎年7000人から1万人以上の患者が発生しており、他の食中毒の原因と比べても非常に被害が大きいのが特徴です。食品衛生法の統計では死亡例はないとされています。

しかし、感染症法では「感染性胃腸炎」として定点観測をしており、ここでは毎年100万人程度の胃腸炎患者が報告され、1000人以上が死亡しています[*4]（定点観測なので、実数はもっと多いはずです）。そのうち相当数がノロウイルスが原因と推測されますから、（おそらく）毎年日本では甚大な被害が起きているのです。ここでも感染症法と食品衛生法の2階建て制度が問題の把握を困難にしています（統一すればよいのに、とぼくは思います）。

ノロウイルス感染症のリスクを完全にゼロにすることは極めて難しいです。まず手始めに、火の通っていない魚介類（刺身、寿司）はアウトです。そういうものを扱っている飲食店では調理人の手や包丁、まな板からの感染も懸念されますから、アウトです。

というわけで、家でも魚の調理とかは（煮魚、焼き魚でも）しないのがリスクを「ゼロ」にする方法です。多くの病院では冬になると病棟でノロウイルス感染症が小流行します。これをゼロにするのはきわめて難しいです。というわけで、冬になったら病院に行かないのもリスクゼロにするよい方法です。病気になっても、我慢、我慢です。

この他、食べ物や飲み物を介したA型肝炎ウイルス（急性肝炎の原因）、ふぐ毒、貝や魚の神経毒なども問題になりますが、あまりに煩瑣になるので、ここは割愛します。

†クリプトスポリジウム・サイクロスポラ

これは寄生虫の一種です。外国ではとくにエイズ患者で重症下痢症の原因として知られています。日本では1996年に埼玉県の水道水でクリプトスポリジウムの集団感染が起きました。その被害者数は8800人に及びます。[*5] 牛や豚にも多く感染しています。

クリプトスポリジウムは通常の浄水処理では除去できません。水泳プールなどでの感染も起きることがあります。リスクをゼロにしたいのでしたら、水道水は飲まない。プールには行かないことが大事になります。

サイクロスポラも寄生虫感染症です。やはりエイズなど免疫不全の患者で問題になります。食品衛生法の病原体リストには入っていませんが（たぶん「等」に入っています）、他にもイソスポラ、ランブル鞭毛虫（ぼくがカンボジアで下痢をしたのはこれが原因です）、マイクロスポラ、赤痢アメーバなどたくさんの寄生虫（原虫）が食中毒の原因になります。

†アニサキス

単細胞の寄生虫を原虫、多細胞（たくさん細胞がある大きなもの）の寄生虫を蠕虫といいますが、アニサキスは蠕虫に当たる細長い「虫」です。蠕虫は要するに、肉眼で見えてウニョウニョしている寄生虫のイメージです（例外はあります）。

寄生虫なんて現代日本に存在するの？　といわれれば、「します」と答えなければいけません。

アニサキスはサバとかイワシなど日常的によく食べる魚介類に寄生しています。たいていは胃に感染して、七転八倒の胃の痛みを起こします。七転八倒なんて大げさですって？

実はぼくもサバの刺身を食べた後アニサキスに感染したのです。七転八倒でした（ぼくって実に様々な感染症にかかっていますね。職業病みたいです）。

アニサキスが胃にある場合は、内視鏡（胃カメラ）で探して取ってもらえばさらっと治ります。ただし、これは胃カメラが届く胃のアニサキス症についての話で、これが腸にまで至ってしまうとカメラではとれません。七転八倒の痛みで原因も分からず、腸穿孔などと間違えられて、開腹手術を受けることもあります。

アニサキス症は日本であまりにも多い感染症なので、食品衛生法の届け出食中毒なのにもかかわらず、あまり報告されていません。よくある事象は報告されず、まれな事象（ユッケによる腸管出血性大腸菌感染症死亡例など）は大々的に取りあげるのです。感染症センターによると、毎年2000〜3000例程度の発症があるものと推測されています。[*6]

オランダは欧米で希有な生魚を食べる文化を持っています。ニシンを頭から丸のみするのですが、アニサキスを恐れて、48時間冷凍することを義務づけています。そうすると寄生虫は死ぬからです。

しかし、日本ではサバやイワシを冷凍すると味が落ちるという理由で冷凍処理は一般的ではありません。それでも、リスクはゼロにしなければなりませんから、やはりサバやイワシは冷凍してから食べるしかないのではないでしょうか。お父さんが釣ったばかりの新鮮なイワシを刺身で食べるなんて（死ぬほど美味しいですが）、論外です。

アニサキス以外の蠕虫は食品衛生法の届け出リストには載っていませんが、そういう寄生虫感染症も「食中毒」を起こします。回虫、条虫（いわゆるサナダムシ）、旋毛虫（トリヒナ）などがそうです。

富山県など日本海沿岸ではホタルイカがとれますが、ホタルイカには「旋尾線虫」という寄生虫がついていることがあり、やはり激烈な腹痛の原因となります。取れたてのホタルイカもご法度で、やはりアニサキス対策同様冷凍が必要になります（富山から出荷されるホタルイカは通常冷凍しています）。

この他、鹿やイノシシの肉などから感染するE型肝炎ウイルス、牛肉などから感染するトキソプラズマという寄生虫もあります。トキソプラズマは猫の糞に寄生していることもありますから、やはりリスクをゼロにしたければペットを飼うのもよろしくありません。

最近、生のヒラメの中に「クドア」と呼ばれる粘液胞子虫（クラゲやサンゴの一種）が食中毒を起こすことが分かってきました。2008年から2010年までに130人以上の食中毒の原因になったと考えられています。下痢、嘔吐の原因になります。[*7] これはまだ認知されていない食中毒なので、実際にはどのくらいの被害が生じるのかは誰にも分かりません。リスクゼロを求めるのなら、ヒラメの刺身や寿司、カルパッチョなどはご法度です。

†リスクなくても不幸せ

クドアの件が示すように、世の中にはまだ人類が認識していない感染症がたくさんあるものと思われます。例えば、2002年から2003年にかけて世界中で流行したSARS (severe acute respiratory syndrome) がそうですね。SARSはそれ以前には知られていなかったのですが、急に現れ、大流行して、そして(なぜか)勝手に消えてしまいました。SARSはコロナウイルスという種類のウイルスが原因の感染症で、ハクビシンなどのほ乳類との曝露が感染のリスクだったと考えられます。

ぼくらがまだ知らない未知の病原体のリスクにまで思いを致すと、何にどのように注意してよいのかすら分からなくなってしまいますね。

さて、本章をここまでお読みいただいた読者の皆さんは「ふざけんな」とか「ばかげたことを言うのもいい加減にしろ」とお怒りの方もおいでだと思います。もちろん、ぼくはふざけています（すみません）。

しかし、「リスクゼロ」をとことん希求するというのはこのようなふざけた、馬鹿げた行為なのです。世の中のほとんどの食料品が感染症との関連があり、これらのリスクをゼロにしようと思ったら食事そのものの放棄が必要になります。

食事だけではありません。海外旅行は感染症のリスクを増しますし、セックスは性感染症のリスクを増します。感染症だけではありません。日光に当たれば皮膚がんのリスクが増し、当たらなければ（ビタミンD不足による）骨粗しょう症や骨折のリスクが増します。運動しないと心筋梗塞など血管の病気のリスクが上がりますが、外出すると交通事故などのリスクが増します。

2009年にパンデミック・インフルエンザ（いわゆる新型インフルエンザ）が流行しました。

インフルエンザ流行を完全に、確実に終わらせる方法はあります。それはワクチンでもタミフルのような抗ウイルス薬でもなく、全ての人が家に引きこもって閉じこもり、1カ月くらいじっとしていることです。そうすれば必ずインフルエンザ流行は終息します。でも、そんな馬鹿げた行為を正当化することはできませんよね。リスクゼロの希求はおかしな対応にしか結びつかないのです。

人が生きるということは、(やや逆説的に聞こえるかもしれませんが) 病気や死のリスクを背負って生きていくことをいいます。人は、呼吸して心臓を動かして、ただ生命を維持していくためだけに生きているのではありません。生命を維持することは手段であり、目的ではありません。生命を維持すること以外に何もない人生など、人生とは言えないのではないでしょうか。

登山家は、リスクを直視し、それを背負って山に登ります。「山登りは危険だから、禁止します」と彼らから登山を奪い取ったら、かれらの生命維持可能性は高まるでしょうが、「そんなのは生きているとはいえない」と考えるのではないでしょうか。

もちろん、それは自暴自棄になってあえて危ない登山のやり方をするのとも異なります。安全に最大限の配慮をし、技術を磨き、健康に気づかって登山家は山に登ります。しかし、リスクをゼロにするために山に登るのを止める……というのではこれは彼らのレゾンデートル(存在理由)の廃棄を意味します。存在理由を破棄してまで生きるというのは、価値の顛倒ではないでしょうか。

登山の価値は各人各様です。それを「諦めてもよい事項」と捉える人もいれば、人生における必須事項と考える人もいます（多くの登山家にとっては必須事項でしょう）。

食についても同様です。「白いご飯のない人生なんて考えられない」とか「私の人生に○○堂のケーキは欠かせない」という人は多いのではないでしょうか。それは、他者の共感を得るものかもしれないし、そうでないかもしれない。いずれも個人的な価値ですから。その価値には大小様々なリスクを伴います。ぼくら医者は、人の健康リスクのスペシャリストです。ある事物の健康リスクを見積り、各人の健康状態に合わせて望ましいアドバイスを行います。「○○堂のケーキ」は人によっては「どうぞどうぞ、たっぷり召し上がれ」な対象かもしれませんし、「月1回くらいに我慢しておいてはどうでしょうか」な対象かもしれませんし、「申し訳ないけど、ケーキはよしといたほうがよいですよ」な対象かもしれません。

しかし、リスクの多寡を完全に無視して「リスクは完全には否定出来ないからケーキなんて食べないでください」というのは少なくとも健康リスクのプロが発するべき発言ではありません。それは、相手の価値を無視し、ひたすら「自分が責任を取りたくない」という態度だからです。そして、責任が取れない人間は、どういう側面から定義しても、「プロ」と呼ぶべきではないのです。

だから、ぼくは旅行医学のプロとして、登山家に「リスクを最小限にする登山」を提案しますが、「リスクをゼロにするため山に登るな」とは言いません。そんなことをいうのは健康リスクのプロではなく、アマチュアのいうことだからです。食のリスクについても同様。免疫の弱ったエイズの患者であっても、「今の白血球数なら、たまにはマグロの寿司でも食いなよ」というのが、健康リスクを量的に吟味できるプロの発言であるべきなのです。

健康や安全は生きるための手段であり、目的ではありません。その生きる目的を失ってまで健康や安全を希求するのは価値の顚倒であり、手段と目的の取り違えです。もちろん、それは健康や安全はどうでもよい、と「逆ギレ」することを意味していません。健康や安全をあくまで「生きる」ことに従属させ、生きるという目的に合致する形、理性的な形で健康や安全は議論しなければならないのです。

第四章

「トクホ」を摂れば長生きできる?

†体によい食べ物は、体に本当によいのか？

「健康への害が否定できない」とその食品を全否定するのは思考停止です。逆に、「健康に良い可能性があります」と健康かどうかを吟味もせずに全肯定するのもやはり同じ根拠に基づく、異なる表現形での思考停止です。

テレビのCMとかで「トクホ」を宣伝していることがありますね。

トクホとは、特定保健用食品の略です。それは、

からだの生理学的機能などに影響を与える保健機能成分を含む食品で、血圧、血中のコレステロールなどを正常に保つことを助けたり、おなかの調子を整えるのに役立つなどの特定の保健の用途に資する旨を表示するもの

と定義されています。*1 トクホには人がバンザイしているマークが付いていますから、すぐに分かりますね。これは健康増進法が定めたもので、現在は消費者庁が許可しています。1991年からスタートした制度です。

実はトクホと一言で言っても、これには3種類あります。それは特定保健用食品（疾病リスク低減表示）、特定保健用食品（規格基準型）、条件付き特定保健用食品です。

疾病リスク低減表示：疾病は「しっぺい」と読みます。これは「関与成分の疾病リスク低減効果が医学的・栄養学的に確立されている」ものを言います。

規格基準型：これはちょっと見、意味がわかりませんが、「特定保健用食品としての許可実績が十分であるなど科学的根拠が蓄積されている関与成分について規格基準を定め、審議会の個別審査なく、事務局において規格基準に適合するか否かの審査を行い許可する特定保健用食品」なんだそうです。読んでもやっぱりよく意味が分かりません。要するに、審議会なしで事務局で許可できるという意味みたいです。

さらに「条件付き」。これは「要求している有効性の科学的根拠のレベルには届かないものの、一定の有効性が確認される食品」なんだそうで、ますますよく分かりません。有効性はきちんと示されていないけど、微妙な示され方をしている、とでも解釈しましょうか。

健康意識が高まっている現在、トクホはとてもよく売れています。（財）日本健康・栄養食品協会によると、1997年に1315億円だったトクホの推定市場規模は2009

年には5494億円と増額しています。[*2] 2010年には8000億円にまで成長しているそうです。[*3]

でも、トクホって本当に健康に良いのでしょうか。

トクホ許可の根拠となる研究のリストは、独立行政法人国立健康・栄養研究所のサイトで見ることができます。[*4]

例えば、ヨーグルト。便通が改善する効果があると「トクホ」の効能には謳われています。

しかし、そうはっきりとした根拠があるわけではありません。例えば、ある商品の効能の根拠は62人の女子学生にヨーグルトを食べさせ、便通が改善した、というものでした。[*5]

しかし、このようなタイプの実験には要注意です。プラセボ効果といって、「ヨーグルトを食べているんだから」という心理的効果だけでも便通がよくなってしまうかもしれないからです。本来なら、同じ味で有効成分（と思われるもの）が入っていないものを食べた群と比較し、かつ食べている人たちがそうと分からない方法をとらねばなりません（盲検法と言います）。

他の「トクホ」を見ても、どうもデータの吟味は不十分なものばかりです。本当にこんなのでよいのでしょうか。

そんなわけで、トクホなんて科学的根拠は乏しい、廃止せよ、という厳しい意見もあります。[*6]

実際、特定保健用食品（疾病リスク低減表示）は「若い女性のカルシウム摂取と将来の骨粗鬆症になるリスクの関係」と「女性の葉酸摂取と神経閉鎖障害を持つ子どもが生まれるリスクの関係」の2つだけ。その他は全て規格基準型か「条件付き」で、本当に健康増進に意味があるのかは微妙です。カルシウムと（妊婦の）葉酸だけなのです。なんだか、トクホというよりトホホな感じですね。

名前からして「健康に良い」というイメージだけを先行させて商売の道具にするのをぼくはあまり好みません。一方、こういう表示制度がなければ各メーカーが勝手に「健康に良い食品」という誇大広告するリスクもありますね。少なくともトクホの審査を受けておけば、その根拠となるデータは開示されるわけで、ぼくはこの制度、微妙ながらもまあまあ肯定的に評価しています。

いずれにしてもマークだけ見て、テレビのＣＭだけ見て、雰囲気やイメージに惑わされてものを買ったり食べたりするのはよろしくありません。トクホのお墨付きが付いていても、科学的に信用できる食品はカルシウムと葉酸だけです。両者は普通の食品でも十分摂取できますから、トクホでなければいけないというわけでもありません。

†グルグルグルグルグルグルコサミン

そうそう、健康に良いといえば、最近テレビをつけると「この歌」をよく耳にします。有名女優や元力士がグルコサミン万歳的なCMに出ています。では、グルコサミンってどうなのでしょう。

グルコサミン（glucosamine）とはアミノ基のついたグルコースのことです。グルコースとはブドウ糖のことですから、要するに糖分の一種です。カニやエビの殻成分（キチン質）でもありますし、人間などの軟骨の構成成分でもあります。また、これもよく使われますが、コンドロイチン（コンドロイチン硫酸）はムコ多糖類の一種で、これも糖質です。後者は軟骨の構成成分でもあります。コンドロ（chondro-）は英語で軟骨を意味しているのですね。

さて、グルコサミン（およびコンドロイチン）は国内外で膝や腰の痛み、具体的には変形性関節症と呼ばれる病気に効くのではないかと言われてきました。多くの商品がこの効用を謳って（あるいはほのめかして）います。

確かに、膝の軟骨がすり減ってきて膝が痛いのだから、その軟骨成分を飲めば痛みはよくなるはずだ、という考えは直感的には理にかなっているように見えます。

でも、よく考えてみたら食べ物は消化（分解）されますし、糖類は軟骨になるだけでなく、エネルギー（カロリー）として消費されたりもします。グルコサミンやコンドロイチンを飲むと、それが全部軟骨になってくれる、というのはいささか安易な考えではないでしょうか。

まあ、百歩譲ってグルコサミンやコンドロイチンが軟骨成分を増やすと仮定しましょう。けれど、それが本当に痛みをとってくれるかは分かりません。医学の世界では「理屈に合っている」（演繹的理論）だけで認めてしまってはいけません。かならず、検証作業、「やってみて本当に効いたの？」（帰納法的検証）が必要になります。

それも、ただ「やってみて痛みがよくなった」という個人的な体験があるだけでは不十分です。高価な薬を買って飲んでいるというその「思い」が痛みを軽くしている可能性もあるからです。前頁の「ヨーグルト」でもそうでしたが、「そうしなかったときの可能性」に思いをはせる必要があるのです。

†「など」をつければ許される？

不思議なことに、痛みというのは心の持ちようで良くなったり悪くなったりします。日本語には心理的に体が痛む表現がたくさんあります。「（悲しい出来事が起きて）胸が痛い」「（だめな部下を持って）頭が痛い」「（極めてまっとうな意見をされて）耳が痛い」などなど。心と痛みは密接にかかわり合っています。

そこで、グルコサミンを飲んでいる人と、プラセボ（偽薬）を飲んでいる人を比較して、その痛みの違いを比べるのです。こうやって薬の効果は検証しなければならないのですね。独立行政法人国立健康・栄養研究所の「健康食品」の安全性・有効性情報[*7]によると、グルコサミンは、

俗に「関節の動きをなめらかにする」、「関節の痛みを改善する」などといわれ、ヒトでの有効性については、硫酸グルコサミンの摂取が骨関節炎におそらく有効と思われている。ただし、重篤で慢性的な骨関節炎の痛みの緩和に対しては、その効果がないことが示唆されている。

と書いてあります。

これってプロの医者からみると、すごいダメな文章です。もし、医学生がこういう文章でレポート書いてきたら、ぼくはぜったいにやり直しさせますね。

改善するなどといわれ、の「など」ってなんのことでしょう。「いわれ」って誰が言っているのでしょう。「おそらく有効と思われている」とはどのへんが「おそらく」で誰がそう思っているのでしょう。ていうか、ほとんどの骨関節炎は慢性的ですから、これは効果ないという意味と解釈すべきなのでしょうか。

本当は、科学的な検証を文章にするときは、こういうあいまいな文章を書いてはいけません。だれが読んでも同じように解釈できるのが科学的な文章です。小説や詩のように多義性（いろいろに意味を解釈できること）を含めてはいけないのです。

では、検証です。たくさんの研究を集めたメタ分析という手法で股関節や膝の関節症へのグルコサミンやコンドロイチンの効果を調べてみましたが、全体のデータをまとめて調べ直すと、痛みの軽減には寄与しないという結論でした。

また、グルコサミンやコンドロイチンの効果を示した研究ほど、これらの商品を製造、販売している側から研究資金が提供されていました。[*8] 実際に人で試すと、グルコサミンやコンドロイチンは痛みの軽減に寄与しないみたいです。

アメリカの医療情報をまとめたUpToDateの患者情報でも、グルコサミンもコンドロイチンもその併用も関節症の痛みをとるというデータに乏しいとまとめています。基本的にぼくも自分の患者さんにはグルコサミンやコンドロイチンの入ったものを痛みをとる目的ではおすすめしません。

演繹的理論は、帰納法的検証という批判の視線を受けることによって初めて臨床的な意味、意義が分かります。

いくら理屈が優れていても、実際にやってみて効果が示されなければ単なるお金の無駄遣いです。グルコサミンを飲んでも膝の痛みは軽減しません。痛みが軽減したと思った人は、おそらくは高額な薬を買ったことによるプラセボ効果の可能性が高いです。きれいな女優やスポーツ選手のイメージ戦略は、薬の効果を保証しません。イメージで医薬品や食品を購入するのは、イメージで「福島県産」の食べ物を忌避するのと同じ根拠で間違っているのです。

†甘い言葉にご用心

残念ながらテレビの健康情報番組はほとんどあてになりません。面白おかしく「ネタ」を提供することが主目的で、本当に有用な情報を提供しようという誠実な思いは二の次、三の次になっていることがほとんどだからです。こういう番組を見ていると、医者の僕は、「そこ違うだろ」「またいい加減なことを」と突っ込みをたくさん入れてしまい、だんだん不愉快な気分が増しますし、精神衛生上もよくありません。なので、この手の番組はほとんど見ないことにしています。

ところが、ときどきよいこともやっています。何でも「過度の一般化」って危険ですね。たまたま観たのが2011年8月3日放送の「ためしてガッテン」でした。題して、「街のウワサを大検証　それってホント!?　スペシャル」。

なぜ、テレビの健康情報番組はぼくら医療のプロをイライラさせるのでしょう。それは、昔あった公共広告なんとかのキャッチフレーズじゃないですが、「ウソ、大げさ、紛らわしい」内容がとても多いからです。

ときどきこういう番組で「ヤラセ」が見つかって叩かれていますが、露骨なヤラセじゃなくても、「言いすぎ」な番組は多いです。動物実験でちょっと出たデータや、確認されていない理論を拡大解釈して「大げさ」な結論を無理やりつけて面白がることが多いのです。「演繹的理論」をいきなり「帰納法的検証」なしに紹介してしまうのも、「言いすぎ」の一例です。

もっとも、こういう「言いすぎ」な番組にはたいてい医師の監修者がついており、その医師が基礎医学的な動物実験や検証不十分なデータを根拠に「なんとかは効く」みたいに断言しちゃうからいけないんですけどね。これは単なるメディアや番組製作担当者の問題だけではなく、日本の医者たちの臨床医学への批判的吟味能力が高くないことも遠因になっています（残念ながら）。

ちなみに、「言いすぎ」「大げさ」な番組はタイトルが言いすぎ大げさなので、すぐにそれと言い当てることができます。「○○病にならないなんとか」とか「なんとかだけで○○病は治る」とか「○○病にならないたった一つの方法」みたいな、いかにもドラマチック。奇跡！　素晴らしいことが起きる！　という感じのタイトルには要注意です。甘い言葉にご用心、なのは医療の世界も同じなのです。

同じことは健康関連、医療関連の書籍についても言えます。本屋さんで、「がんにならないなんとかな生き方」的なタイトルの本を見つけたら、たいていはインチキな本だと思ったほうがよいですよ（あとでこの問題は検証します）。

†効かないデータは必要ない？

さて、件の「ためしてガッテン」ですが、そのような「これさえすれば健康になれる！」的な大げさな煽り番組ではなく、「ちまたで言われる○○って本当に効くの？」という検証番組でした。珍しいですね。

本屋さんでよくみる骨盤ダイエット、ウルトラショウガを食べると体温が上がって免疫力アップ？　歯を磨くだけでがん予防？　といかにも美味しそうなトピックをまじめに検証してみましょう……というものでした。

その結果、骨盤ダイエットには効果は期待できない、体温を上げても免疫力アップにはつながらない、でも歯磨きなら口の中のがん予防には役に立つかもねえ、というぱっとしない、どちらかというと「がっかり」な内容だったのです。

ちなみに歯磨きを1日2回以上する人はしない人より（一部の）がんの発症率が低いというデータは学術論文として発表されています。[*9] これはぼくも知りませんでした。勉強になりました。

一般に、テレビ番組や雑誌で「今ウワサの何とかは効果がない」というトピックは紹介されにくい傾向にあります。番組があまり盛り上がりませんしね。

例えば、今回の骨盤ダイエットなんかは本屋さんにたくさんの関連本が売られているのだそうですがNHKの番組で「効果なし」と言われてしまっては売上がた落ちでしょう。筆者や出版社からは余計な恨みを買ってしまう可能性がありますね（まあ、逆恨みですけど）。

実は医学界でも少し前までは「何とかは実は効かない」という研究は発表されない傾向にありました。そもそも、お薬が効くかどうかの研究は、その薬を開発しているメーカーがスポンサーになっていることが多いのです。わざわざお金をかけて研究して、「実は効きませんでした」と大々的に発表する動機付けがありませんね。

でも、このように「効かない」データを無視し、「効く」データばかりを喧伝していたら本当のことがわからなくなってしまいます。

そこで、近年では研究を始める前に特定のデーターベースに登録をして、研究結果がメーカーに都合が良かろうが、悪かろうが、必ずその結果を発表するよう要請されています。これによって都合の良いデータばかりがまき散らされるという問題を防ごうとしているのです。

テレビの世界でも、民放だとスポンサーに都合の悪い情報は番組で流されることは絶対にありません（ないよねぇ）。だから、NHKが人気番組「ためしてガッテン」で「ちまたで言われるこれ……実は効果はありません」ときちんと検証したことの意味は大きいと思います。

視聴者が面白おかしく楽しめる「煽り」系の番組だけではなく、このようなクールで誠実な番組が増えてくれると嬉しいな、と思っています。NHKさん、これからもこういう誠実で地味な番組をたくさん作ってくださいね（教育テレビとラジオ第二放送のファンなものでで……あ、今はEテレっていうんでしたっけ）。

第五章

健康本に騙されない！

†健康本を検証する

本屋に行くと、こうするだけで健康になれる、若返る、長寿になれる、がんにならないと喧伝する本が沢山並んでいます。このことについて考えてみたいと思います。検討のために、一例として根来秀行氏の『身体革命――世界最先端のアンチエイジングの法則』（角川SSコミュニケーションズ、2009年）を例にとります。まあ、「何とか革命」とか「世界最先端」みたいな看板文句があるときは、むしろアヤシイ要注意なのですが、さて、この本ではどうでしょうか。

この本は、アンチエイジングに関する一般向けの本です。アンチエイジングとは、老化を防ぎ、若さを保つというコンセプトで最近流行りですね。

まず、この本の著者は最近の研究で100歳以上の長寿者の体内で産生されているデヒドロエピアンドロステロン（DHEA）、これをアンチエイジング・ホルモンとして紹介しています（18ページ）。「適切な運動、睡眠、食事を組み合わせることによって、私たち自身の体内でたくさん作り出すことができます」とあります。

さらに、時差ボケなどに使われるメラトニンもアンチエイジング・ホルモンとして紹介されています。アンチエイジング・ホルモンを高めるような生活習慣が若さと健康の秘訣とこの本の著者は主張します。

次に、「老化のカギを握るのはミトコンドリア、フリーラジカル、ホルモン、免疫系」(24ページ)と説明しています。ミトコンドリアというのは細胞の中にある「細胞小器官」と呼ばれるものです。そのミトコンドリアが老化を引き起こすフリーラジカルを放出し、これが有害物質となって細胞機能の低下や減少に寄与する。

細胞機能の低下や減少があると、神経内分泌機能や免疫機能の低下をもたらし、老化を早めてしまうというのがこの本の提示するセオリーです。そして、これに抗うために、

1　ミトコンドリアを大切にする
2　フリーラジカルの細胞酸化を防ぐ
3　(その結果)ホルモン・免疫系などの生体機能の低下を防ぐ

ことを提唱しているのです。

ミトコンドリアを大切にするために過激な運動を避けたり、腹八分目の食事(カロリー

リストリクション、この本では八分目というより7割程度と説明しています）を推奨します。食事のカロリー摂取を減らしたり運動を減らすと、ミトコンドリアが保護されるというのがその根拠です。そして、この本全体を通してアンチエイジングに効果があるとされる食事、睡眠、生活習慣の推奨を行うのです。

†印象操作に騙されない

この本で主張している規則正しいバランスのとれた食事、睡眠、運動といったコンセプトにはぼくも特に異論はありません。自分の患者さんにも同じように申し上げていますし、「一般的な健康」という観点からは、どれも穏当で常識的。お奨めできる話だと思います。

しかし、科学的なステートメントを考える場合は、このような総論的な議論はよろしくないこともあります。「アンチエイジング」という特異的な領域を議論するのであれば、「体に良い」といった漠然たる総論を廃し、各論的に議論しなければなりません。ですから、この本が「健康一般のためにバランスのとれた食事、睡眠、運動は大切ですよ」的な一般論、総論的な話を述べているのならば、ぼくは納得もしますし理解もしましょう。しかし、「ハーバード大学医学部に籍を置く世界最先端の医学研究者が実践する「若さを保つ健康術」」（14ページ）となると、ちょっと誇大広告な感じがします。「ハーバード大学医学部に」という言葉も宣伝文句的に使われている感じがありますし、これを旗印にして科学的に正しい、という印象操作が行われているのではないでしょうか。

「あなたに素晴らしい身体革命をもたらします。（中略）近い将来、今よりぐっと若返っている自分に気づくはずです。それは将来的にあなたの健康寿命を延ばすことにもつながります」という宣伝文句は、ちょっと言い過ぎだと思うのです。「勉強をがんばれば東大に入学するチャンスがありますよ」的なジェネラル・ステートメントと、「私の〇〇勉強法で東大にはいれますよ」は同義ではないのです。

†動物実験を根拠にしてよいのか

では、その「言い過ぎ」な点についてひとつひとつ、検証してみたいと思います。

本書によると、カロリーリストリクション（カロリー制限）で「大幅に寿命が延びる」（43ページ）ことが判明したのは、アカゲザル、ラット、ショウジョウバエ、ミジンコなどの研究によるのだとか。そして、人の集団でもカロリーリストリクションと寿命との関係を見る研究が進行中なのだそうです。

しかし、進行中ということは結果がまだ出ていないということです。その結果が出るのは「まだ先」とこの本には書かれています。この本の出版が２００９年、手元にあるのが２０１１年10月の第３刷なので、この時点ではまだ結果が出ていないと考えられます。

医学系の定番論文データベースPubmedで、calorie restrictionのヒトでの研究を検索しましたが（２０１２年４月９日）、ヒットした論文では「寿命が延びる」ことを示したものはひとつも見つかりませんでした。

また、「calorie restriction, Hideyuki Negoro」で検索したら、ヒットした論文はゼロでした。で、「Hideyuki Negoro」だけで検索したら11の論文が見つかりましたが、この中にヒトあるいはその他の動物の寿命を延ばすことに（直接）関連した論文はありませんでした。どうやら、ぼくが調べた限り「あなたに素晴らしい身体革命をもたらします」と言えるだけのデータは存在しないように思えます。

つまり、カロリーリストリクションが人の寿命を延ばすとは証明されていない。そのような臨床データ、理論を実証するような帰納法的実証はなされていないのです。ぼくらの業界用語で言うと、「エビデンス（証拠）には乏しい」のです。

確かに、動物実験のカロリーリストリクションについて、例えばラットやアカゲザルではカロリーリストリクションによる死亡率低下を示した研究があるようです。[*1] これは基礎医学の領域では非常に権威ある雑誌、サイエンス誌などに発表されています。

しかし、(ぼくが調べた限り) 人間の食事カロリーを操作して腹八分目とか腹七分目という食事がアンチエイジング (あるいは長寿) に有効という研究はなされていません。少なくとも、この本の著者自身もそのような論文を発表していません。動物に起きることが人間に起きるとは限りません。動物に起きることが人間にも起きるかどうか、臨床的な検証作業が必ず必要になります。そのような臨床的な検証を行うと、動物で起きることが人では起きないこともしばしばあります。ですからぼくら医学者は、動物実験をいきなり人に応用することは絶対にしないのです。

いろいろ調べてみると、むしろこのような過度な主張――カロリーリストリクションがアンチエイジングに有用である、という意見には懐疑的な見解もあるようです。高齢者がカロリーリストリクションを行うのは実験的で危険ですらありえると警鐘を鳴らす研究者もいます。[*2]

性ホルモンであるＤＨＥＡについてもちょっと問題です。この本ではこれを「アンチエイジング・ホルモン」として紹介しています。その根拠として、長寿の人は、血中ＤＨＥＡが高い、低体温である、血中インスリン値が低いという健康調査における特徴があったことを紹介しています（47ページ）。

しかし、長寿の方のＤＨＥＡが高いことと、ＤＨＥＡを摂取すれば長寿になるということは同義ではありません。ＤＨＥＡは長寿の結果であり、その原因とは限らないからです。長寿の方はしわが多いですが、しわを増やせば長寿になるわけではないのと同じ論理です。

「アメリカではＤＨＥＡを体内投与する抗加齢治療も盛んに行なわれており、それなりの効果が得られつつあり、ＤＨＥＡはサプリメントとして市販もされています」（49ページ）とありますが、この文章もとても微妙です。

†アメリカで市販されていれば効果があるのか

まえに、独立行政法人国立健康・栄養研究所のグルコサミンに対する記載、

俗に「関節の動きをなめらかにする」、「関節の痛みを改善する」などといわれ、ヒ

トでの有効性については、硫酸グルコサミンの摂取が骨関節炎におそらく有効と思われている。ただし、重篤で慢性的な骨関節炎の痛みの緩和に対しては、その効果がないことが示唆されている。

という記載の問題点を指摘しました。学生レポートならばやり直しになるのでした。この文章も似たようなあいまいさが残ります。

アメリカで「盛んに行なわれ」「市販もされ」というのは効果の証明ではありません。「みんながやっている＝よいこと」ではないのです。「あの有名人も使っている」という宣伝文句には、実はまったく意味がないのです。

ここでも（かっこいい？）アメリカ人も使っていますよ、というイメージしか伝えていません。でも、冷静になって考えてみれば日本人のほうがアメリカ人よりも平均寿命が長くて長命ですし、一般的に日本人のほうが（平均的）アメリカ人よりも若く見えます。アンチエイジングという観点から自分たちよりも下位にある人たちが使っている医薬品が、自分たちに効果的であるというのは理にかなった説明とは言えないでしょう。

「それなりの効果が得られつつあり」は日本語として意味がよく分かりません。「効果は得られつつある」というのは、「得られていない」「得られる」状態の一歩手前、という意味ではないでしょうか。それも、「それなりの」。

内分泌学の定番とも言える教科書、Williams Textbook of Endocrinology（12版）にも、性ホルモン、DHEA, GH, ghrelin アゴニストの高齢者への効果は限定的で、しばしば副作用も起きていると指摘しています（27章）。筆者が主張するようなアンチエイジング的手法は科学的に証明され、学的なコンセンサスを得たオーセンティックな手法とはいえないのです。

†元禄時代の和食が理想的な食事⁉

この本ではマクガバン報告というものを紹介しています。マクガバン報告は、1960年代に先進国で平均寿命が極めて低かったアメリカで、上院栄養問題特別委員会が専門家を招聘して食事と健康に関する調査を行い、その調査結果を発表したものなのだそうです。その報告の中で、世界一理想的な食生活を行っている国は日本である。それも元禄時代以前の和食であると指摘しているのだとか（89ページ）。

それに対して、アメリカ人の平均余命は1960年代に非常に悪いレベルでした。ところが、近年ではこれが逆転してきているとこの本は指摘します。近年、日本では食の欧米化が進み、肉の消費量が増え、野菜消費量が落ちたため、がん、心疾患、脳血管障害の死亡率は年々上昇することになってきました（90ページ）。これに対して70年代のマクガバン報告以来アメリカ人の食生活は改善され、生活習慣病が改善されつつあるというのです。なるほど。

うーん。この辺の主張も微妙だなと思います。例えば「改善されつつ」という表現です。マクガバン報告は30年以上前の報告ですから、改善されたのであれば、はっきりそういう成果が出ているはずですが、後述するようにそのようなすっきりした事実ではないのです。改善された、ではなく、改善されつつ……。

２００５年のデータでは日本人の平均余命は世界一で、アメリカは29位でした（UNDP『人間開発報告書』）。

一方、日本人の食生活は確かに欧米化しましたが、現在でも日本人は総じて長命なのです。次頁のグラフを見れば、アメリカも日本も並行して平均余命を延ばしていることが分かります。１９５０年の日本人の平均余命はまだ58・0年でした。それ以前はもっと短かったのです。元禄時代の食生活は、長命には関係なかったのです。だから、この食事を根

平均寿命(出生時の平均余命)の推移

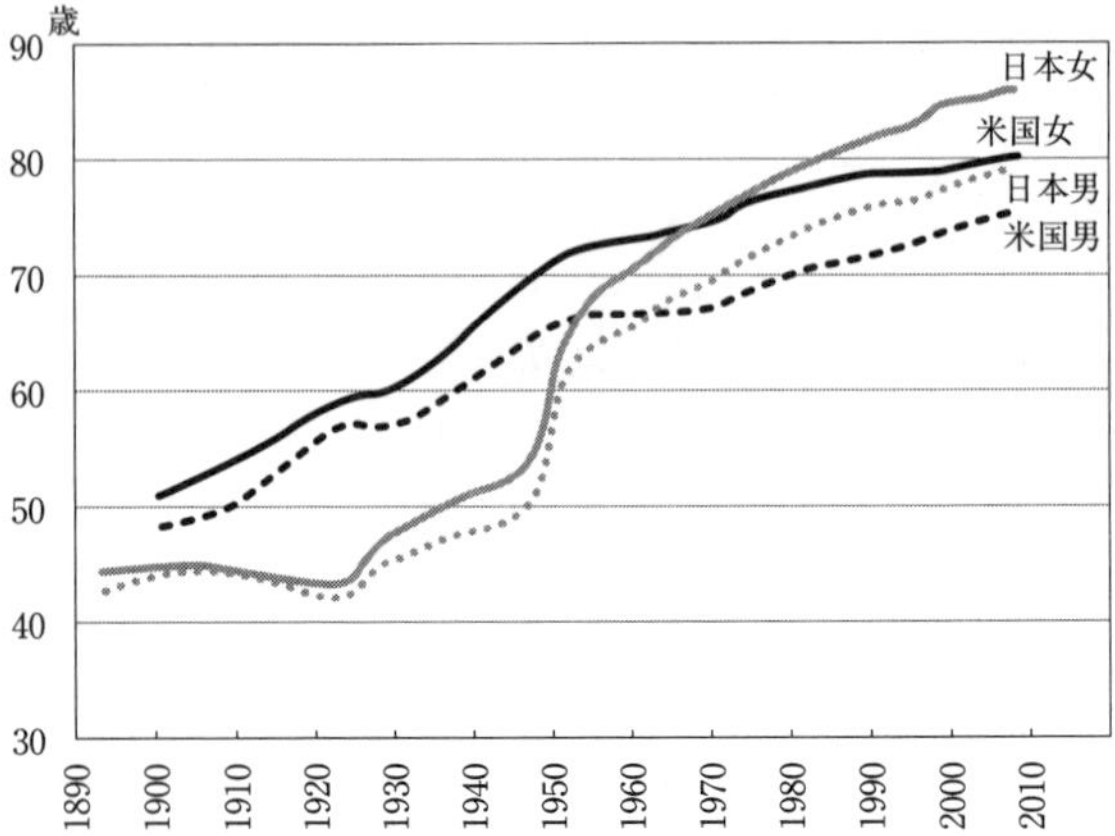

〈出典〉日銀「明治以降本邦主要経済統計」、国立社会保障・人口問題研究所「人口統計資料集」、Statistical Abstract of the United States 2012(1970〜2008年)Historical Statistics of the United States(〜1965年)

拠として健康、長寿というのは無理のある説明です。

厚労省のデータを見ても、この本で「増加している」とされる日本人の脳血管障害はむしろ減少し続けています。これは「伝統的な日本食」の最大の弱点である塩分摂取が近年少なくなっているためと予想されます。心疾患も横ばいから減少傾向、悪性新生物(いわゆるがん)による死亡率は増え続けていますが、これはむしろ長寿がもたらしたもので、長生きをして高齢化が進むと、最終的にがんの患者が増えるのは当然です。*3

確かに、この本が指摘するように、アメリカの心疾患による死亡が減っているのは事実です。[*4]ただし、アメリカでも糖尿病のような生活習慣病は増加しています。それから、アメリカの宿痾的問題とされる肥満は小児、大人ともに増え続けています。高血圧は75歳以上の高齢者で減少傾向ですが、それ以外の年齢層では増加し続けています。

ちなみに、アメリカの心疾患の有病率（病気をもつ人の割合）はそれほど変化していません。有病率が変わっていないのに心疾患の死亡率が減っているのは、食事の改善による発症予防というよりは、むしろ治療の進歩に寄与するところが大きいのではないでしょうか[*5]（もちろん、治療には心疾患発症後の食事指導も含まれますが）。

†因果関係と交絡因子

次に、フリーラジカルを防ぐ「抗酸化作用のある食べ物」です。これについてはたくさん研究があるようです。しかし、臨床的な効果は「微妙」なのです。

この本の228ページでは、ハーバード大学の研究グループが1993年にビタミンEのサプリメントを採っていた場合、心疾患罹患率が43％も低下していたと報告しています。

残念ながらこの本の著者はこの研究の論文名を明示していないので、これがどの研究なのかははっきりしません。259ページにリスト化されている参考文献にも必ずしも呼応していないようです。

これもPubmedを使って探してみると、ハーバード系の研究者が1993年に発表したものがありました。この本で紹介された研究は、このことではないかと想像されます。

さて、この研究にはひとつの問題点がありました。「観察研究」だったのです。

観察研究というのは、現象を観察する研究のことです。この場合は、心疾患、つまりは心臓の病気のある患者とそうでない人を比較して、ビタミンEのサプリメント摂取状況を調査します。観察してみると、心疾患のない人はしばしばビタミンEサプリメントを取っており、その数は心疾患のある人に比べてずっと多かった……というものでした。これを受けて、「なるほど、ビタミンEのサプリメントを服用していれば、心臓の病気は減る」と考えたくもなります。

しかし、観察研究には重大な欠点があります。交絡（こうらく）因子の可能性を否定することができないのです。

交絡因子とは、一種の勘違いです。何の勘違いかというと、相関関係と因果関係の勘違いです。相関関係とは、AとBが関係していますよ、という意味です。因果関係とは、A

はBの原因ですよ、という意味です。両者は一見似ていますし、実際区別するのはとても難しいのですが、決して同じではありません。

分かりづらいかもしれないので、もう少し説明しましょう。医者の多くは白衣を着ています。白衣を着ない医者もときどきいますが、圧倒的に着ている人が多いです。医者じゃない人はあまり白衣を着ていません。サラリーマンも郵便局員も、学校の先生も（理科と保健の先生を除き）白衣を着ていません。

医者と白衣には相関関係があります。医者であれば、白衣を着ている可能性は（そうでない場合よりも）高いのです。

しかし、白衣は医者の「原因」ではありません。言い換えるならば、白衣を毎日着ていたからといって医者になれるわけではありません。ま、なんでも最初は形から入る人もいるでしょうから、医者になりたい人が白衣を着てお医者さんごっこしたりするのを、否定したりはしませんが……。

このように、相関関係と因果関係は同義ではありません。「ビタミンEを摂っている人に心疾患が少ない」というのと「ビタミンEを摂っていたから心疾患が少なかった」は同義ではありません。前者は相関関係であり、また前後関係です。後者の文章は、因果関係を表現しています。

もしかしたら、ビタミンEを多くとっている人は、そもそも健康に気を遣う人で、タバコを吸わず、体重に気を遣い、運動もして、と他にも重要な健康法を行っていたかもしれません。そういうツッコミの可能性が「交絡因子」の問題です。

実際、この研究の著者達も「さらなる研究が必要である」と自らの研究の問題点を認めています。*6

†前向き研究の結果

さて、観察研究の問題点を払拭するため、21世紀になって交絡因子を排除した前向き研究が行われました。

前向き研究というのは、交絡因子を排除するため、「ビタミンE」という要素以外は(ほとんど)全て平等にして、ビタミンEを取っているグループとそうでないグループを比較し、将来の心疾患の発生の有無を調べるものです。観察研究に比べると、交絡因子の問題はほとんど払拭されています。よりよい臨床研究の方法です。

そして、その研究ではビタミンEの心疾患予防効果は示されなかったのです。また、この研究ではビタミンEによるがんの予防効果も示すことができませんでした。[*7]
臨床データをまとめたDynamedは、ビタミンEによる心疾患予防効果はエビデンスに乏しいとまとめています。例えば、女性を対象とした研究で1993年の研究結果を否定するものがあります。[*8]

こうした前向きの比較研究が発表されたのは2005年で、『身体革命——世界最先端のアンチエイジングの法則』の出た2009年にはすでに周知なものになっていました。専門家である著者がこれらの研究について知らないはずがありません。自説に都合の良いデータは強く取り上げ、自説に都合の悪い（より質の高い）研究はあえて黙殺するというのは医学者としては誠実な態度とは呼べないと思います。また、万が一これらの研究について「知らなかった」という話であれば、専門家としてはやや勉強不足といわざるを得ません。

前にも紹介しましたが、ビタミンA、C、Eやセレニウムといった抗酸化作用を期待される物質が死亡を減らす（つまりは長命につながる）というデータはなく、むしろ否定的であると2007年のメタ分析では示しています。[*9]

また、フラボノイドのようなポリフェノールもがんの予防効果は示されていません。[*10] ここでも、基礎医学的な研究で「理屈の上では正しい」抗酸化作用を持つビタミンA、C、E、そしてフラボノイドやポリフェノールが、現実世界では期待される効果を示さない（こともある）という事実を示しています。そして、演繹的な仮説、理論は必ず臨床医学の世界に応用する前に、帰納法的な検証作業を行わなければならないことも示しているのです。

†専門家は相手にしないが、それでいいのか

以上のような話は、きちんと学術論文を吟味している医者であれば常識的な内容です。この本の読者にも医者はおいでalong でしょうし、その中には「今更何を」とお考えの方もおいでalong でしょう。ぼくも、この本が仮説の提示（ぼくらはこういう仮説で研究をしています）という形でアンチエイジングを主張する内容でしたらとくに引っかかりはしませんでした。ただ、日本の本屋さんで売っている「健康になるための本」にはこのように、実験室での実験データ、基礎医学的な実験データ、動物実験での実験データを（臨床的検討なしに、あるいは臨床的には否定されているのに）針小棒大に解釈し、あたかもそれが人間の利益に直接につながるかのような主張が多いのです。

「○○で健康になれる」「がんにならないためのなんとか」的な本です。新聞、テレビといったマスメディアでも病気の治療や予防についてミスリーディングなトピックをよく取り上げていますが、その多くは動物実験レベルでのデータでしかなく、臨床応用が可能かどうかは不明確なものが多いです。すでに紹介した朝日新聞の記事(37〜38頁)もその一つです。

しかし、医学は仮説、検証の繰り返し、演繹と帰納は両方向から検証を繰り返さなければなりません。帰納のない演繹は「トンデモ論」に陥るリスクがあるのです。

もちろん、ぼくはこの本の内容が全部デタラメ、と主張したいわけではありません。例えば、睡眠は長過ぎず、短過ぎないほうが良いという主張(106ページ)は2010年のメタ分析という方法で検証されています。

メタ分析によると、人の死亡率と睡眠時間は関係しており、長過ぎても短過ぎてもよくないことが示唆されました。[*11] こういうところは、妥当な説明をしているなあ、と思います。できれば、こういう臨床医学的な検証を十分に行った内容で一貫してまとめてくれていれば、より読者に対して誠実だったのに、と思います。

ぼくら医者が健康情報を提供する上で、このような針小棒大な情報が医者と患者のコミュニケーションを困難にしている大きな原因になっているとぼくは思うのです。専門家は「健康本」を「馬鹿馬鹿しい」と相手にしない傾向があります。したがって、この本のようないささか「トンデモ」な内容の本はプロの世界では看過されます。

また、こういう本の欠点を一々指摘するのは大人げない、みっともないと考える人も多いようです。しかし、このような無関心（complacency）さが、一般診療における患者と医療者の対話を困難にしています。健康に関する「仮説」が絶対的な真理に転化され、不毛な対立が生じます。だから、ぼくはプロの医者として一般の人たちに妥当な健康情報が提供されているか、検証し、まじめに提言することは「大人げもあり、みっともある」大事なことだと思います。

†抗がん剤は効かないのか

本について考えてみたので、もうひとつ有名な本を検証してみましょう。ただし、かなり技術的な議論になりますので、面倒くさいと感じられた方は、飛ばしてくださって構いません。

近藤誠氏の「抗がん剤は効かない」論は、「文藝春秋」に連載されてとても話題になりました。その後同社(文藝春秋)から『抗がん剤は効かない』というタイトルで単行本化されています(2011年)。

さて、本でもブログでも、なんでもそうなのですが、やってはいけない批判というものがあります。それは「いっていないこと」を批判することです。「言及していない」批判とも呼ばれます。「お前はこのことについて語っていないじゃないか」と批判するタイプです。多くは情報量で優位に立つ(と信じている)サイドが「お前はこの点に言及していない」「お前はこの論文を無視している」と「いっていないこと」を取り上げて批判するというやり方です。

「いっていないこと」批判は、なんとなく説得力があるのですが、あまり実りある議論になりません(お互いが違う話をしているからです)。それに、傍から見ていて見苦しい批判でもあります。いずれにしても、がんの専門家でないぼくは、がんの知識において近藤氏よりも圧倒的に少ないに決まっていますから、このような態度を取りようがありません。ですから、この本の内容「だけ」で議論したいと思います。

†患者の利益になるかどうかで考える

さて、何度も繰り返しているように、リアルな医学的な議論は「各論的に」行わなければなりません。だから、「抗がん剤が効かない」という命題も、各論的により明確な命題にしなければなりません。つまり、

・どのがんの、どのステージにおいて
・どの抗がん剤が
・どのような目的に照らし合わせて
・その目的を達成しているか、否か

という命題に置き換える必要があります。そうしないと「あのがん」と「このがん」、「あの効く」と「この効く」のすれ違いがおき、不毛な対立が生じるからです。こういうときは必ず各論的に議論することが大事です。

もうひとつ、こういう議論をするときは、自らの立場を一回離れることも大事です。

近藤氏は、その（やや）挑発的なタイトルから容易に察することができるように「アンチ抗がん剤」派の放射線医です。そして、多くの腫瘍内科医（オンコロジスト）はこれに対抗する、プロ抗がん剤派、抗がん剤を擁護する立場にいる人たちかもしれません。もちろん、両者ともに原理主義的なアンチ、プロではなく、「ある程度」のグラデーションはあると思いますが。

しかし、こういう議論をする時は、そういう立場をいったん離れて、より高位の命題「患者の役に立つか、利益になるか」という観点から議論がなされなければなりません。そもそも、抗がん剤を用いるかどうかは、手段の問題であって目的ではないのですから（手段と目的のひっくり返しの問題）。幸か不幸か、ぼくは抗がん剤も放射線治療も使わない、がん治療の素人ですから、両者の党派性から離れた所にいます。岡目八目で、よりクールな議論ができる可能性があります（たぶん）。

†メーカーの立場を離れて考える

ぼくは感染症を生業とする医者ですが、ぼくら感染症屋には大きく分けると3種類の感染症屋がいます。

1種類目は特定の製薬メーカーと協力して、ある特定の抗生物質（やその他の医薬品）をプロモートする「立場性」を持つもの。第二に、感染対策のために抗生物質乱用を嫌い、抗生物質使用に抑制をかけたいという逆の「立場性」を持つもの。そして第三に、両者の中間に立ち、必要な患者に必要な抗生物質を提供し、不要な場合は使わないという「より高度な目的に立ち返って」抗生物質はあくまで手段に過ぎない、という立場をとるものです。

もちろんぼくは、個人的にはラストの立場にいたいと常に希求して診療しています。が、残念ながら製薬メーカーの太鼓持ちみたいな（第一の）感染症屋がいるのも事実です。このことが、日本の医療現場における不適切な抗生物質の乱用につながっていることもまた事実です。

いずれにしても、抗がん剤についてもメーカーの利益といった立場性から自由になり、党派性を離れた価値中立的な議論を行わなければなりません。（抗生物質がそうであるように）ある特定の薬を「よい、わるい」の立場性で考えず、患者の利益になるかという、より高次の命題で考えてみたいと思います。ま、医学的な議論は常にこのように行うべきです。

†がんについても「あれ」と「これ」を分ける

では、前置きが長くなりましたが、具体的にみていきたいと思います。

まず、近藤氏はこの本の12ページで、「抗がん剤は効かない」の対象となるがんを明示しようとします。それは固形がんであり、急性白血病やリンパ腫のような「血液がん」の多くはその例外とします。

固形がんとは胃がんとか肝臓がんといった、特定の臓器に塊、つまり腫瘍として認識されるがんをいいます。「血液がん」である白血病もリンパ腫も腫瘤を作ることはありますが、胃がんや肝臓がんに比べると「塊」は作りにくいので、一般的には「固形がん」とは見なされません。

近藤氏は白血病やリンパ腫のような「非固形がん」に対しては抗がん剤の効果を認めています。また、精巣腫瘍や子宮絨毛がんなど固形がんの例外的存在についても言及されます。近藤氏はがんであれば全て抗がん剤は効かないと主張しているのではなく、効くものと効かないものを区別しようとしているのです。これは、妥当な態度だと思います。

また、抗がん剤については、従来のいわゆる抗がん剤と、近年の分子標的薬を含むともしています。分子標的薬というのは最近でてきた新種の抗がん剤、というふうに理解しておいてください（抗がん剤でない分子標的薬もありますが、ここでは便宜的にそうご理解ください）。

さて、この本ではまず、一例として非小細胞型の進行期肺がんの化学療法治療成績を示し[*12]、すべての群で生命予後は不良であったことと、生存曲線に大きな差がなかったことを示しています。

「生命予後が不良」というのは、我々専門家の「符丁」でして、病気の治療が思ったように行かず、患者さんがその病気で死にやすいことを言います。生存曲線とは、縦軸に患者数、横軸に時間をとり、左から右に時間が流れていく曲線グラフを指します。最初は患者は1人も死んでいない状態にあり、一番高いところ（100％のところ）に位置するのですが、時間が経つにつれて1人死に、2人死に、と患者数が減っていきます。そうすると、縦軸のほうが下がっていくので左から右、上から下に流れていく曲線になるのです（若干正確とは言えない説明ですが、ざっとイメージを伝えるために敢えて少し乱暴な解説をいたしました）。

この場合、非小細胞型の進行期肺がんでは、化学療法を行っていても、行っていなくても生命予後不良……すなわち、多くの患者が早晩亡くなってしまい、短い期間（短い横軸）の間に患者が死んでいって、上から下に急速に曲線が下がっていっています（次頁上図）。

さらに、近藤氏は別の臨床試験について説明します。進行期肝がんの抗がん剤治療の効果が認められたという論文です。[*13] 近藤氏は、この治療効果に人為的な操作が加えられており、その生存曲線に「上に凸」な部分があり、これは人為的な操作がなされていることを意味しているというのです（次頁下図）。

上に凸というのは、グラフの曲線が上に向かってでっぱっているということです。先に紹介した非小細胞型の進行期肺がんの研究ではグラフのカーブは下に向かったカーブをしていますね（次頁上図）。お椀のように下に向かって凹んでいると言いましょうか。しかし、別の研究においては、このグラフのカーブは上を向いてでっぱっており、例えばモノを載せたら滑って落っこちてきそうです（お椀のようではない）。近藤氏は、このカーブこそが「人為的」操作を示していると指摘します。そして、その「人為的」操作を除外して計算し直すと臨床効果は消失したというのです。

この事例から、近藤氏は「上方に凸になった場合には、人為的操作の介入が推認できる

非小細胞型の進行期肺がんの抗がん剤治療の試験結果

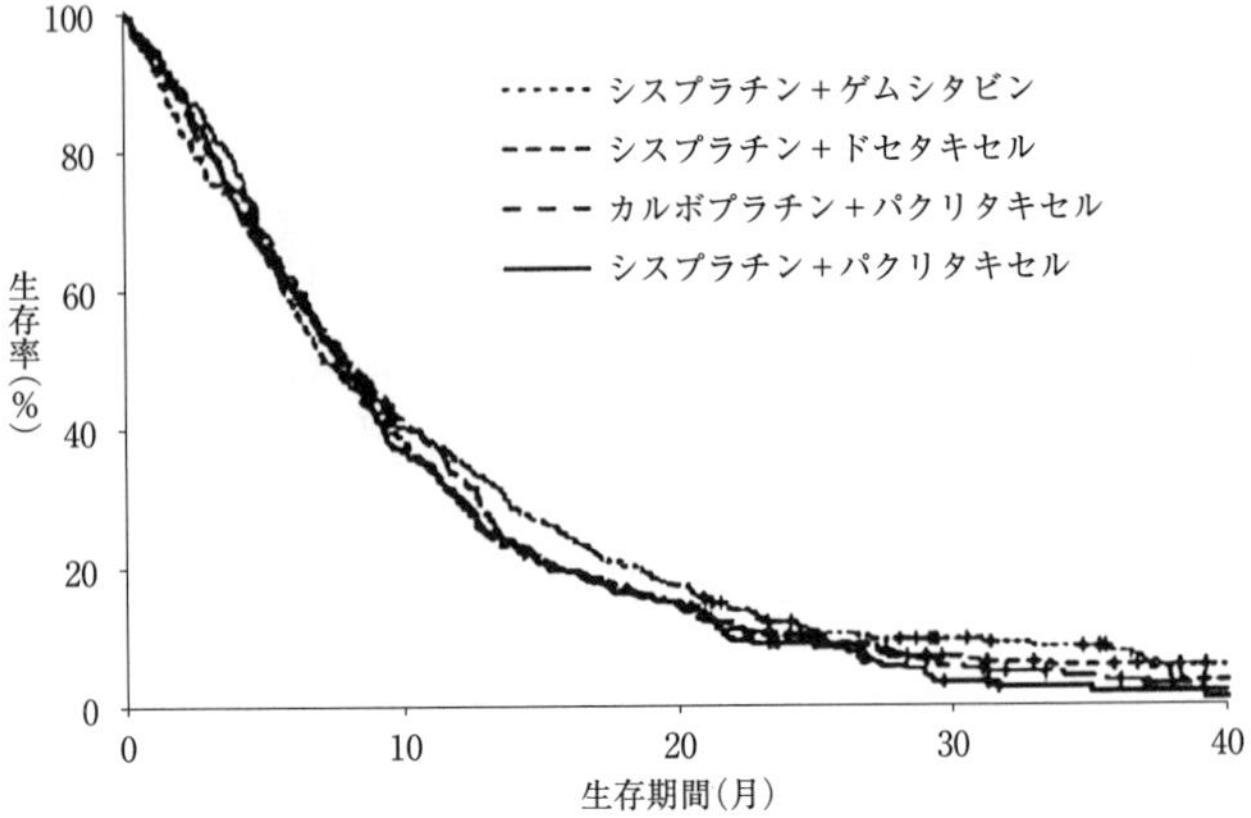

〈出典〉N Engl J Med 2002;346:92

治療後の5年生存率

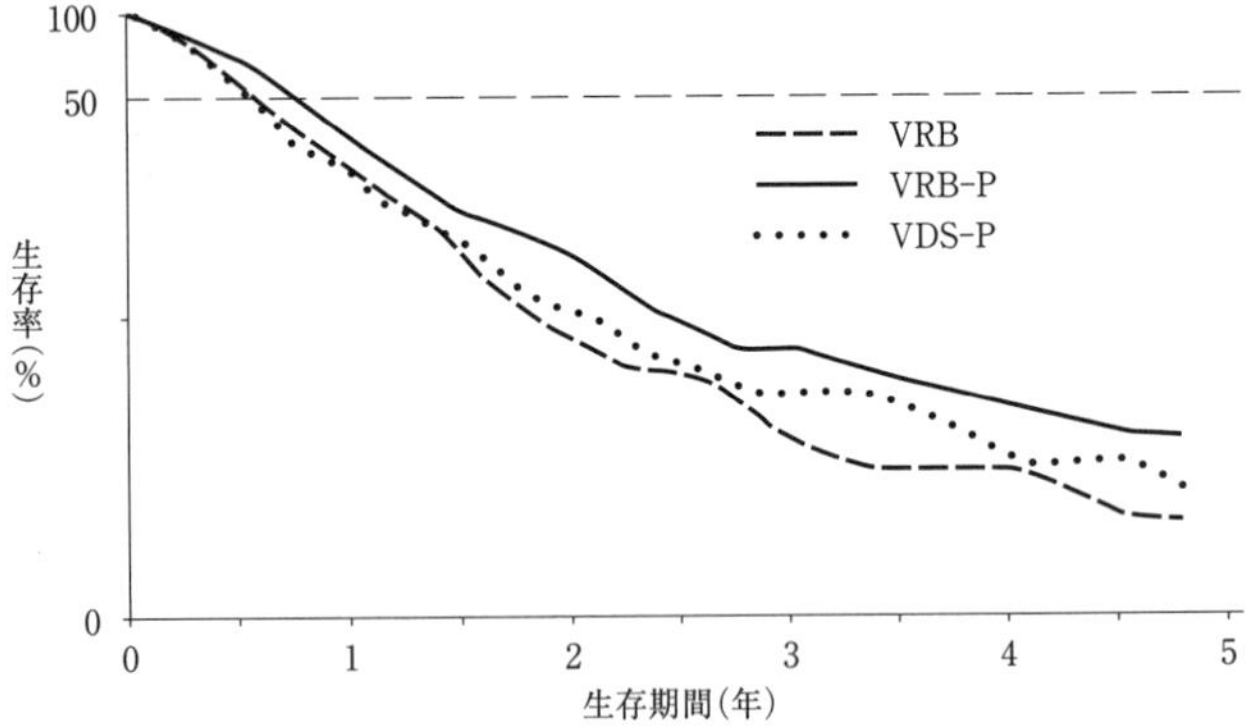

〈出典〉Le Chevalier T et al. The Oncologist 2001;6:8-11

のです」（18ページ）としています。この論理については後述します。推認とは、「すでに分かっていることをもとに推測し、認定すること」（『大辞林第二版』）です。

次に、胃がん術後の補助療法（TS1）についてです。[14] ここで突然近藤氏は、製薬メーカーとの利益相反を根拠にこの論文は「額面通りに受け取れない」とします（24ページ）。利益相反というのは、研究資金を抗がん剤を製造・販売しているメーカーが提供しているということです。資金を提供している手前、研究者はスポンサーに都合の悪いデータは出しにくかろう、というわけです。そして、前述の「上に凸」の生存曲線がこの研究でも見られたことを根拠に、この研究でも人為的操作があると指摘します。

近藤氏の指摘した前者の問題、つまり製薬メーカーとの利益相反ですが、これはなかなか難しい問題です。

新薬の臨床研究は、その新薬を開発したメーカーがスポンサーになることが多いのです。どこの世界でも、スポンサーには頭が上がりません。新聞やテレビはスポンサーを批判したりはしませんし、ライバル会社は意図的に無視します。医学研究においても、スポンサーが開発した薬は「効果ありませんでした」とはなかなか言いづらい。でも、その薬の研究に一番お金を出してくれそうなのは、その薬を作っているメーカーです。ジレンマですね。

しかし、「利益相反があること」はデータが間違っていることの「証明」にはなりません。疑わしい、と思わせる根拠にはなりますが、間違っていると断言するにはちと弱いのです。医者だって、いくらスポンサーがバックについているからといってデータをホイホイ捏造することはできませんから。まあ、この辺はなかなか難しい問題だとは思います。

近藤氏の指摘も、ある程度理解できます。

さて、さらに近藤氏は「そもそもTS1は認可されるべきでなかった」と主張します。その根拠に1998年の日本癌治療学会総会における進行期胃がんの治療成績に言及するのです。この研究発表は学問的におかしかった。だから、そもそもこんな薬はダメだのだ、という訳です。

しかし、これはちょっとおかしな主張ですね。今対象となっているのは「術後の胃がん」です。術後の胃がんとは、進行しておらず、切除できると考えられた胃がんです。したがって、進行期胃がんの治療成績とは全然関係ありません。

医学の世界では「あれ」と「これ」を明白に区別することが大事です。各論的に議論することが大事なのです。したがって、術後の胃がんを議論する時、進行期胃がんの議論やデータはアプライできません。常に各論的に「あれ」と「これ」をごちゃごちゃにしないことが大切です。

†批判は他のところで矛盾してはいけない

次にこの本で話題にしているのは、乳がんです。転移性乳がんに対する分子標的薬「ハーセプチン」の研究が取りあげられます。[*15] ここでも、近藤氏は「生存曲線の形は奇妙（形がおかしい）」という根拠でこれを否定します。その生存曲線はこの本に紹介されていませんが、ウェブ上で見ることができます[*16]（次頁図）。

さらに近藤氏は、国内の臨床試験で転移性乳がん患者18人の予後が悪かった（プラス情報操作の疑い）と批判しますが、転移性乳がんの生命予後はハーセプチンを使っても良いとは言えないのは前述の比較試験でも確認済みで、かつ近藤氏が常々主張する「くじ引き試験でなければ結論づけられない」にも抵触しています。

くじ引き試験とは、患者をランダムにくじ引きで治療薬群とプラセボ群に振り分けることを言います。恣意的に偏ったグループを作らないために、くじ引き試験は有用なのです（ただし、ぼく個人はくじ引き試験でなければいけないとは必ずしも思いません。例えば、手術

ハーセプチン併用に関する試験結果

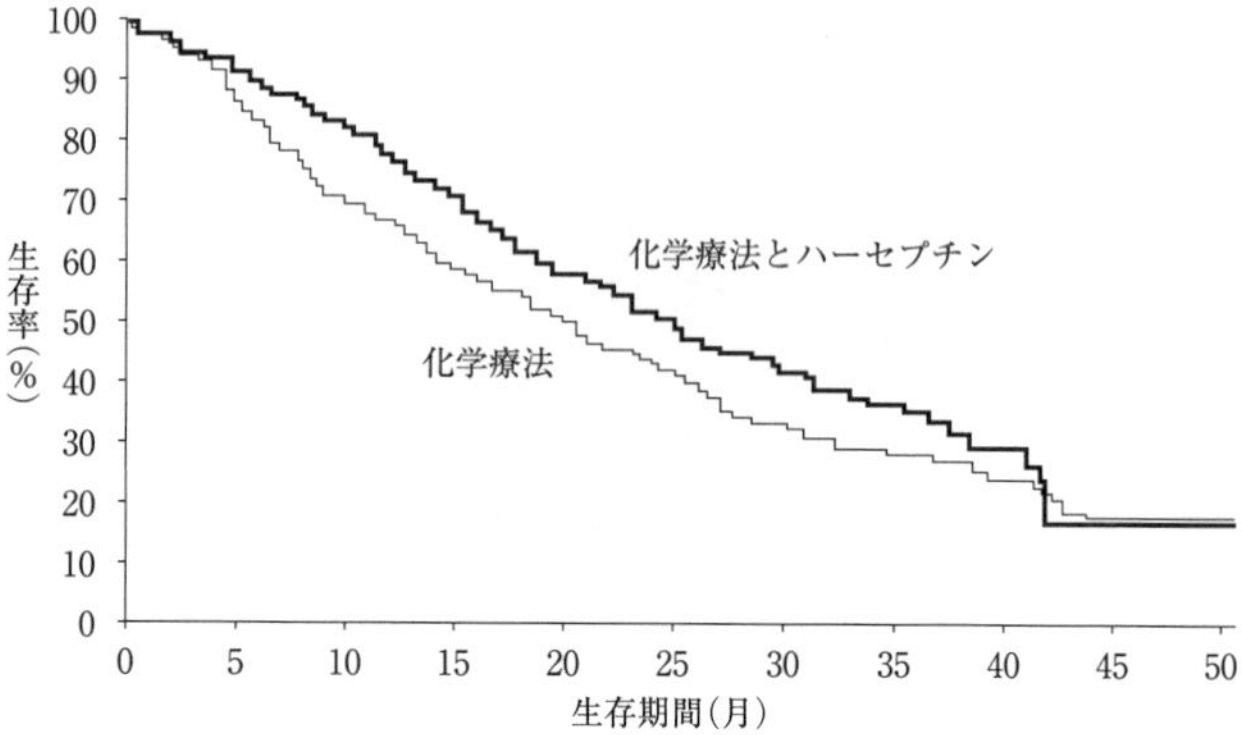

〈出典〉NEJM 2001;344:783

の効果を見る時で、頭やお腹を切り開く治療を吟味する時にはくじ引き試験はやりづらいでしょう)。

次に、この本は転移性大腸がんに対するアバスチンについて議論します[17]。これも、基本的には「上に凸」理論と利益相反を根拠にその結果を否定しています。また、後にアバスチンの効果を否定する論文が出たというのも反証の根拠になっています[18]。ある臨床試験が後に別の試験でひっくり返されることはよくあることなので、この指摘は妥当だと思います。

ただし、その近藤氏が反証に用いた2010年の試験、グラフ（次頁）を見ると非アバスチン群はあきらかに「上に凸」です。ある論拠で論文の妥当性を批判するなら、当然この論文にも「アバスチンを加えていない群に人為的な操

アバスチン併用に関する試験結果

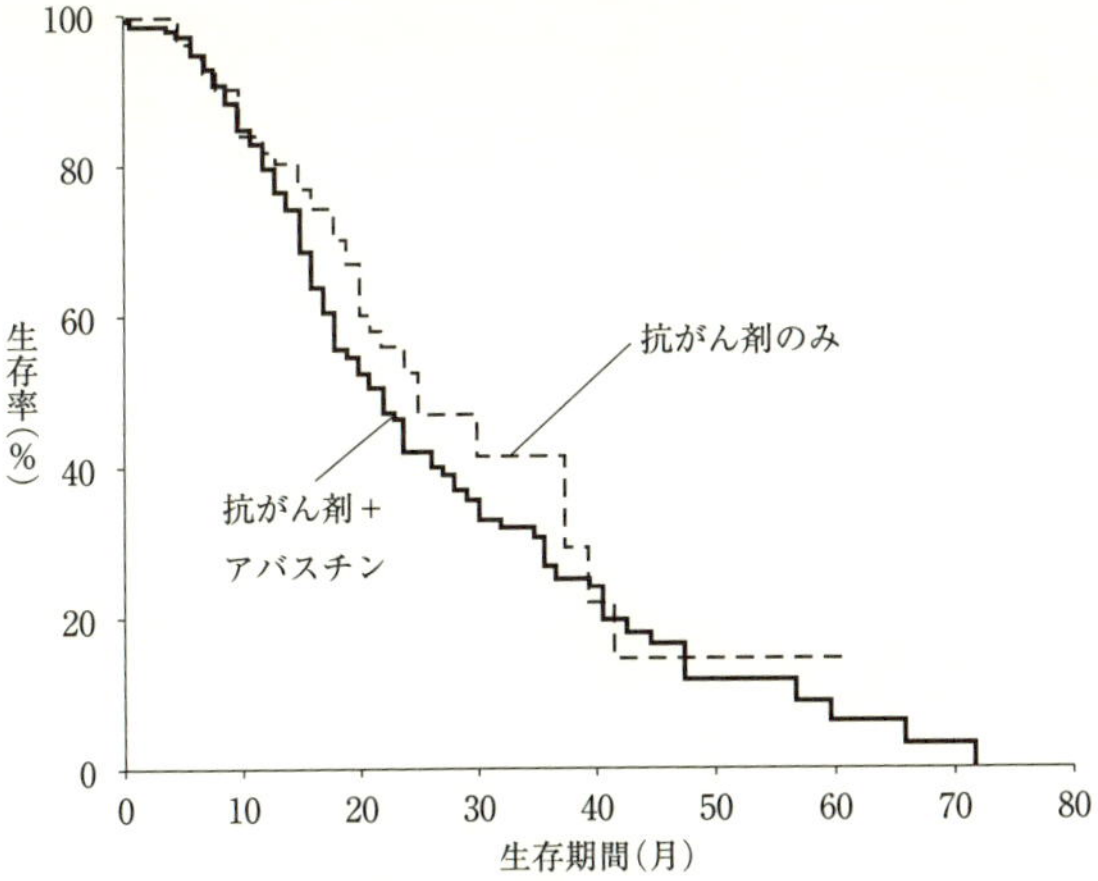

〈出典〉Oncology 2010;78:376

作が加えられている」と批判すべきでしょう。

†帰納法では説明できない

　さて、近藤氏が抗がん剤の臨床試験を否定する最大の根拠は「生存曲線上に凸」理論です。その前提には、生存曲線は指数関数的に下に凸にならねばならない、というものがあり、そのさらなる前提には「一定期間内の患者の死亡率は常に等しい」という仮説があります。

　ある一定期間（例えば1カ月）に与えられた集団の死亡率が常に等しいと、生存曲線は確かに指数関数的になります。

　もちろん、生存曲線は常に下に向かって

いきますので、その曲線が本当に上に飛び出ることはあり得ません。

患者の追跡が打ち切りになり、生死が不明な場合、追跡を途中で中断した場合は見かけ上、指数関数的カーブが上にせり上がってきます。この点は近藤氏の指摘する通りです。詳しくは新谷歩先生の「今日から使える医療統計学講座（医学書院）」の説明が判りやすいです。[*19]

しかし、この仮説には2点の問題があります。

一つ目は、指数関数的カーブになる前提、「一定期間内の人の死亡率は常に等しい」です。本当にそうなのかは検証してみなければ分かりません（医学の世界では、「理屈、理論」は常に帰納法的に検証することが大事なのでした）。

次に、途中脱落、あるいは追跡打ち切りになったケースが臨床試験上あったとしても、それを方法のところで明示していれば、決してこれは不正ではありません。近藤氏も「許され」る（43ページ）、と書いています。途中脱落、打ち切りは好ましくはありませんが、現実問題の制約上、やむを得ません。近藤氏の指摘する「いんちき」「隠ぺい」がダメなことは事実ですが、やむを得ない現実的な制約があることと、それが「いんちき」「隠ぺい」であるかは別問題です。

現に、先に近藤氏があげた「上に凸」だから問題、とされた生存曲線は、プラセボ群もやはりカーブは上に凸になっています。もし、研究者が悪意の人で、一方の群だけに情報操作を行ったのであれば、プラセボ群も生存曲線が上に凸になっていることの説明ができません。むしろ、脱落、打ち切りというやむを得ない現実的な制約があったためと解釈するほうが自然です。

近藤氏は上に凸論の根拠として、「帰納法に関わることで、死亡リスクが一定でない場合を含め、グラフが指数関数曲線になることが、多数の論文データから帰納的に証明されている」（120ページ）と書きます。

しかし、これは帰納法に対する大きな勘違いです。帰納法は何か
を証明しないからです。このことは、カール・ポパーの反証論が有名です。目の前に99の黒いカラスが見えても、次のカラスが白くないことを証明はできません（支持あるいは示唆することはできても）。

だいいち、すでにたくさんのスタディーで上に凸になることは近藤氏自身がお示しになっている。「帰納的に証明され」たものは正しくて、その次に観察された事象は「いんちきだ」と断定するのは、データではなく近藤氏の「主観」です。どちらが正しく、どちらが間違っていて（あるいはどちらも正しくて）、というのはデータそのものは教えてはくれ

ません。

帰納法は「他人に起きることは私にも起きる」という信念に基づく仮説ですが、真理をそれ自体は証明しないのです。

近藤氏が「抗がん剤が効かない」としている最大の根拠は利益相反と上に凸理論です。すでに述べたように、利益相反は問題ですが、「抗がん剤が効かない」証明にはなりません。上に凸理論もすでに示した理路で同様です。この時点で、近藤氏が「抗がん剤が効かない」という根拠は失われてしまいました。

†副作用がない薬は少ない

さて、この本の第二章では、立花隆氏との対談が掲載されています。そこで気になった点も指摘します。

ここで、近藤氏は全死亡率（OS）と無憎悪生存率（PFS）は分けるべきだと主張します。つまり、がんを評価するときは、死ぬか生きるかという問題（死亡率）と、ある一定の期間、がんが悪くならずに生存している割合（無憎悪生存率）があるのですが、両者をごちゃごちゃにしてはいけないよ、ということです。

人間は、がんで死ななければよいというものではありませんから、他の理由、例えば近藤氏の指摘する抗がん剤の毒性による死亡も当然加味して吟味する必要があります。だから、がんは悪くなっていなくても死んでしまう患者を勘定に入れた全死亡率のほうが、より妥当な評価だというのですね。そのとおりだとぼくも思います。

日本の医療はしばしばサロゲートマーカー、血圧が下がった、血糖が下がった、CRP（感染症などに用いる炎症マーカー）が下がった、腫瘍が小さくなった（第三章）……といったマーカーに着目し、患者全体の利益を考えてこなかった側面はありました。抗がん剤を使ってもたいていの患者は早晩、死んでしまうのです。患者サイドが通常考える薬が「効く」という意味を想像すると、確かに「効く」といってもなあ、という気持ちも分かります（臨床医が認識するところの「効く」と患者サイドのそれには乖離がある）。だから、アウトカムを明確にして議論しましょう、という近藤氏の提言はしごくまっとうなものだと思います。そういう観点からは、「効く」とされている抗がん剤が実は「効いていない」（患者の真のアウトカムに寄与していない）事例はあると思います。

また、近藤氏の基礎学問の進歩と「臨床につなげる方法論」へのブリッジング（橋渡し）の未熟さは（72ページ）、すでにいろいろな領域で指摘されており、ぼくもその通りだと思いました。すでに本書でも指摘しているように、日本では基礎学問は規模が大きく発達していますが、臨床面への応用のされ方があまり上手ではないのです。ここもぼくは全面的に同意します。

抗がん剤とは関係ないですが、近藤氏は「副作用がある」という理由で併用するステロイド（89ページ）、胃薬（131ページ）を批判します。

H2ブロッカー、PPI（プロトンポンプ阻害薬、H2ブロッカーもPPIも胃薬の一種）にいたっては、「こんな危険な薬を、副作用止めと称して、全員に処方してはいけない」（132ページ）と批判します。ここのところ、ぼくは半分同意、半分不同意です。

副作用止めと称してどんどん薬を増やしたり、無批判にPPIなどを用いるのは問題です。ステロイド、PPIの副作用はわりとしばしば見ます。すでに食中毒の議論で述べましたが、胃酸は感染症予防には重要なもので、PPIでやたらと胃酸を抑えてしまうのは、感染症のリスクを増してしまうことにもつながっています（63頁参照）。一方のリスク（胃潰瘍や胃炎）を一意的に減らそうとすると、他方のリスク（感染症等）が増えてしまうのでして、ここでもゼロリスクは求め難い希求なのだということが分かります。

他方、近藤氏が、添付文書上の超まれな副作用も列挙して「こんなに怖い薬」と読者をあおるのは医者としてはフェアではないと思います。ほとんどの薬は添付文書上に沢山の副作用情報が列記されていて、これらの薬が例外ではないからです。

同じような論法で「放射線治療にはこんな副作用が」とまれなものまで列記して放射線治療を批判したら、（放射線治療がご専門の）近藤氏だっていい気持ちはしないでしょう。後のページで各抗がん剤についても添付文書上の副作用を列記して印象操作まがいな言説がありますが、これも妥当ではありません。

†利益相反とそのアプリケーション

抗がん剤が効かない理由（148ページ）については、「原理的な障害」のために抗がん剤が効かないとしていますが、それではなぜ白血病やリンパ腫には有効なのかを説明できません。むしろジレンマを提供しています。ある仮説を提唱するのはもちろんOKですが、ひとつの現象（固形がん）にそれをアプライして他方を無視するというやり方はフェアとは言えません。ここでも各論的に議論しなければなりません。

毒薬、劇薬についても、大量投与をすれば毒性があるという概念なので、この本のがん治療の文脈でこれを持ち出すのはフェアではありません（そもそも、大量投与すれば毒性があるといえば、なんといっても放射線ではないでしょうか）。「劇薬も使用量をどんどん増やしていけば、100％が死亡することになる。少ない使用量でも死者が出るのは、いわば当然であるわけです」（160ページ）は、日本語的に論理的に、シンプルに間違った文章です。

最後に、利益相反について。近藤氏は抗がん剤の論文は腫瘍内科医が査読するのだから、いわば共犯関係にあり、だから論文は信用できないと言います。すでに述べたように、この指摘には、ある程度妥当なところがあると思います。専門家の言説は専門家にしか評価できない。しかし、そのインサイダー的なやり取りはアウトサイダーには見えない。そこで、アウトサイダーは内部で何かよからぬことをやっているのではないか、という「陰謀論」に至ります。

かといって、アウトサイダーがインサイダーに反論を仕掛けると、専門用語とデータの絨毯爆撃にあって反論されます。アウトサイダーが（率直に言って）トンチンカンなことを言っていることも多く、これはマスメディアが科学論文を取り上げるときにしばしば観察します。

これは専門性の高い科学領域の宿痾のようなものでして、インサイダーの学的、倫理的妥当性をどう担保するのかの重要な問題だと思います。

しかし、近藤氏がそのロジックを「腫瘍内科医」だけに適応させているのは納得できません。それをいうなら、放射線治療の論文もすべて「あれはインサイダーの放射線医が評価しているのだから信用できない」とか「放射線治療関係のメーカーとの利益相反」みたいな悪口で一刀両断されてしまいます。ここでも、あるロジックを特定の領域のみにアプライしているので、そこに恣意性、アンフェアさが生じてしまうのです。

抗がん剤には、まだまだ改善の余地があるとはぼくも思います。もっと副作用が少なく、もっと治療効果が高い抗がん剤が開発されるのが望ましい。そういう観点からは、近藤氏が現行の抗がん剤の効果を「微妙」と呼ぶのも理解できます。進行がんの場合、臨床試験も有意差があろうとなかろうと（近藤氏の呼ぶ情報操作があろうとなかろうと）その生存曲線はだらっと下に向かっていることは間違いありません。

だからこそ、そのギャップを埋めるために医療者はよりよいコミュニケーションのあり方を模索していかなければならないのに、むしろ近藤氏は現行医療に「陰謀」の臭いをちりばめて、よりそのギャップを広げようと模索しているように見えます。

医者の手中にあり、患者にとっては完全なブラックボックスだった「がん治療」を患者の目に見えるようにした点で近藤誠氏は、とても功績が大きい方だとぼくは思います。他方、すでに検討したように、その議論はバイアスがかかっており、過度に抗がん剤治療などに攻撃的で、同じ論理を他のもの（たとえば放射線療法）に適用させていない点に問題が残ります。近藤氏に限らず、専門家の著書にはどうしてもその人の思い、立場といったバイアスがかかってきます。

読者に必要なのは、すべての書物にはバイアスがかかっているということを認識すること。鵜呑みにしないこと。いろいろな情報ソースを平等に検討することだと思います。もちろん、ぼくの書いている本にもバイアスからは免責されておらず、ぼく自身のバイアスがかかっていることにご注意ください。

第六章

放射能のリスクを考える

†福島県が出荷した食べ物は食べてよいのか

福島県産の食べ物とわかると全然売れないそうです。

2011年7月にいわき市に行きました。震災後に奮闘する家庭医の先生向けに講演をしたのですが、そのとき案内された、いわきの漁港(記憶では小名浜漁港)は地震による破壊も微細であり、技術的には営業可能な状態でした(津波で完全に破壊されていた石巻市などとは対照的でした)。しかし、そこが「福島県」であるが故に「魚を捕ってもどうせ売れない」状態が続いており、漁港は静まり返り、かろうじて喫茶店が一店舗開店しているだけでした。ホームページを見ると、今はだいぶ活動が再開しているようですね。[*1]

福島県といってもとても広い県ですから、一概には語れません。ラーメンで有名な喜多方市などは原発から100km以上あります(昨年は帰りにラーメン買って帰りました)。25kmの南相馬市ではぼくが千葉県の亀田総合病院で一緒に仕事をした原澤慶太郎先生が診療されています。また、これも亀田で一緒だった坪倉正治先生がこの地で内部被曝調査をしています。「福島県」という名前だけであれもこれも一緒に判断してしまうのは、ちょっと理にかなっていません。

ここでは、「福島県」から出荷される食べ物は食べてよいのか、いけないのか。それを検討したいと思います。

問題を検討する時には、雑に検討してはいけません。総論ではなく、各論的に検討しなくてはなりません。放射線がどうとか、放射性物質がどうとか、ましてや原発がどうとかいう「雑な」議論をしてはいけません。あくまでもここでの命題は、福島県産の食べ物は食べてよいか。これ一本です。

†放射線に関する基礎知識

放射線については（ぼくもふくめ）多くの方がたくさん勉強されたと思いますが、ここでもう一度おさらいしておきます。すでに基本的な事項について了解されている方はここは飛ばしても構いません。

放射線は原子より小さな粒子線あるいは電磁波です。その放射線を出す能力を放射能といいます。放射能を持つ物質を「放射性物質」と呼びます。放射能の単位としてはベクレル（Bq）があり、これは1秒間に改変する原子核数を指します。いわば放射能の「強さ」の指標です。これに対して、被曝の単位としては吸収線量であるグレイ（Gy）と実効線量あるいは等価線量であるシーベルト（Sv）に分けられます。

グレイとは物質1kgあたり1ジュール（J）のエネルギー吸収があるときの線量です。ジュールはエネルギー量を表す単位です。放射線にもエネルギーがあるのです。

そして、シーベルトは生物（基本的には人間）への影響を示す指標です。福島第一原発事故の影響を議論するときはグレイを用いることはあまりなく、基本的には「もの」を評価するときのベクレルと、「ひと」への曝露を評価するシーベルトで議論することが多いです。

シーベルトには実効線量（全身への被曝の評価）と等価線量（組織や臓器への被曝）がありますが、これまた福島原発事故以後の話題では実効線量が議論されることがほとんどなので、今はこちらについて考えましょう。

この単位に「ミリ」とか「マイクロ」がつくことがあります。ミリがつくと1000分の1、マイクロがつくと1000かける1000で100万分の1になります。だから、1シーベルトは1000ミリシーベルトですし（1Sv＝1000mSv）、1ミリシーベルトは1000マイクロシーベルトです（1mSv＝1000μSv）。単位はとてもとても重要ですから、ややこしくてもこの辺をないがしろにしてはいけません。

さらにさらに、これに時間の単位がつくことがあります。分あたり何ミリシーベルト、とか時間あたり何ベクレルというものです。自動車の速度も時速50キロ、といいますね。1時間で50キロ進むという意味です。時間の単位がついているかいないかも大切ですから、しっかりチェックします。

次に放射線の種類です。放射線にはα線、β線、γ線、中性子線などがあります。それぞれ飛距離が異なり、α線は5cm以内、β線は3〜5m、γ線や中性子線は約1000mと遠くに飛んでいきます。また、それぞれ遮蔽(しゃへい)(ブロックされること)の程度が異なります。α線は紙一枚で遮蔽され、β線はゴムや金属の膜で遮蔽されます。γ線や中性子線はなかなか遮蔽されません。

†どのようにして被曝するのか

次に被曝のされ方です。大きく分けると外部被曝と内部被曝に分けられます。外から放射線を浴びた場合を外部被曝、体内からの被曝を内部被曝といいますが、多くの場合は放射性物質を「食べたとき」の話を意味しています。

内部被曝を考えるときには、次の要素を考えます。

1　放射性物質は何か
2　その量はどのくらいか
3　その放射性物質が出す放射線の種類は何か
4　その放射性物質の半減期はいくらか
5　どのくらい体内に残っており、どのくらい体外にでていくか。その時間はどのくらいかかるか
6　実際にどのくらいの健康被害が生じるか

これら全てを考えなくては、内部被曝のきちんとした評価はできません。

とくに混乱するのが4と5です。4でいう「半減期」とは放射性物質が半分になるまでの時間を指します。その放射性物質がなくなるまでは半減期よりもさらに数倍の時間を要します。5はそれとは「まったく関係なく」いったん体に入った放射性物質が体の外に出ていくまでの時間を指します。どちらも「時間の単位」を用いるのですが、全然別なのですね。

福島第一原発事故で、内部被曝という観点から問題になっているのがセシウムです。事故直後問題になった放射性ヨウ素は半減期が8日程度なので今はもう原発周辺でも検出されなくなっています（文部科学省放射線モニタリング情報）。現時点で、原発事故後の内部被曝で問題になっているのはセシウムということになります。

そのセシウム（Cs）ですが、39種類の同位体を持っています。このうち、放射線を出す放射性同位体のうち内部被曝で問題になる半減期の長いセシウムには半減期が2年の134Csと230万年の135Cs、30・17年の137Csがあります。このうち135Csは生成されないか136Xeに変換されるため、実質的に内部被曝が問題になるのは134Csと137Csということになります。他は半減期が極めて短いので内部被曝的な問題にはなりません。

また、セシウムにはα線を出すものとβ線、γ線を出すものがありますが、α線を出すセシウムは半減期が短くてこれも内部被曝上の問題にはなりません。

次に、5です。セシウムは体中のあちこちの臓器に吸収されますが、その後はカリウムと同じ代謝を受け、体外に出て行きます。

成人では110日、小児では5歳で30日、1歳では13日が半減期です（これは放射性物質の物理学的半減期ではなく、生物内に留まっている量を測る生物学的半減期です。ややこしいですね）。実際には半減期の数倍の時間をかけて体から出ていきます。134Cs、137Csはとても半減期が長いのですが、体内に留まっている時間はそれほど長くはないのです。

†内部被曝を4つに整理する

ここまでは分かっている事実の羅列です。なんでこんな面倒くさいことをするかというと、物事は各論的に考えなければならないからです。大ざっぱに考え、あれとこれの議論をごちゃごちゃにすると訳がわからなくなります。まずは立場を捨て、事実（と思われるもの）に虚心坦懐に目をむけ、自分が何の話をしているのかを丁寧に確認します。

ここでは「3・11以降の福島第一原発事故後の放射線内部被曝について考える」が命題です。これをまとめると、

1　放射性セシウムが問題である
2　セシウムは体内に広く分布する

3　その半減期は134Csで2年、137Csで30年程度である

4　セシウムは体外に排泄される。成人では半減期が110日。小児ではもっと短い

となります。

次に、放射線が身体に及ぼす害について検討します。福島第一原発事故後の内部被曝の場合、事故直後の急性放射線症候群とかの問題とは別ですから、区別して考えなければなりません。より長期の影響、具体的には細胞内の遺伝子に与えた影響がもたらす（かもしれない）健康被害を考えます。放射線の長期的な人体への影響には様々なものがあるようですが、特に注目されているのは発がんのリスクです。

さて、放射線が遺伝子を傷つける方法には直接的な方法と間接的な方法があると言われています。直接的な方法とは放射線が直接遺伝子（細胞のＤＮＡ）を破壊すること、間接的な方法とは、細胞内の水（水分子）を放射線が分解して活性酸素と呼ばれる物質を作り、これが生体分子を傷つけるという方法です。

ちょっと話が脱線しますが、後者については、最近アンチエイジングやがん予防の領域で注目されています。活性酸素を抑える物質はたくさんあり、コエンザイムＱ10、ビタミ

ンE、ビタミンC、ワインに入っているポリフェノールであるレスベラトロールなどがあります。こういう物質はサプリメントとしても販売されており、「長生きする」「がんにならない」などと喧伝されます。ぼくが見つけたサイトでは「高級」ワインを飲むのがよい、と主張しているのもありました。[*2]

†医学の理論も間違える

さて、医学の世界では必ず理論の成立とその実証という2本の柱が必要です。医学の世界にはたくさんの「理論」が生み出されます。ただ、理論は間違えることもあります。

例えば、劇症肝炎という病気があります。B型肝炎ウイルスなどにより肝臓に激しい炎症が起きる病気です。炎症が起きているのだから炎症を抑えればよいという「演繹的理論」に基づき、抗炎症作用があるステロイドが治療薬に使われたことがありました。ところが、実際にはステロイドを与えられた患者の方がずっと死亡率が高かったのです。[*3] 現在では劇症肝炎にステロイドを使うのは「だめ」というのが定説です。

同様に、インフルエンザ患者にアスピリンを大量に飲ませる治療が流行したこともありました。インフルエンザでは炎症が起きるから、その炎症を抗炎症薬であるアスピリンで抑えればよい、という「演繹法」です。これも合併症が増えるだけで患者には利益がないことが分かりました。[*4]

人体とか病気についてはまだまだ分かっていないことが多いのです。理屈では正しいと思っていても、実際やってみると間違っているということはしばしばあります。だから、ぼくら医療者は常に謙虚に、自分たちが間違っている可能性を吟味しながらどういう医療が患者に適切なのかを検討しつづけなければならないのです。

で、先ほどの抗酸化療法ですが、抗酸化作用によりがんが減るかも、という研究はあります。例えば、魚や野菜を食べると肉食よりもがんになりにくいという研究があります。[*5]しかし、抗酸化作用を期待されたビタミンを摂取してもがんは減りませんでした。[*6]フラボノイドのようなポリフェノールについてもがんの発生を減らす効果は認められませんでした。[*7]最近では、レベステロールの研究論文捏造問題もあり、物議を醸しています[*8]（ただし、この捏造問題は心臓への影響を検証した研究のみなのでがんへの影響は議論されていません）。

このように、理屈の上ではよいのかもしれないけれど、実際にやってみるとうまくいかないというのはよくあることなのです。

日本では、前述のように基礎医学は進歩しているのだけれど、臨床医学はあまり進んでいません。基礎医学研究によって「人体によいことがあるのではないか」という理論生成はたくさんできるのですが、それは人体への影響を実際に調べてみなければ本当のことは分からないのです。

言い換えるならば、医学の世界では演繹的理論だけではだめで、帰納法的な検証を必要とするのです。しかし、日本では理論生成に用いられる基礎研究だけが突出して進歩し、そのわりに臨床医学の研究は進まなかったために「帰納法検証のない演繹的理論」、いわば机上の空論的な観念的な考えで医療が行われてきたきらいがあります。

実際に、人間を対象とした臨床研究を行うと、理論値通りには話が進まないことは多いです。また、そのデータは微妙で分かりにくいことも多いです。これは一種の、医学の本質と呼んでもよいかもしれません。

例えば、一つの理論（抗酸化作用↓細胞が守られる↓健康）が全てを説明することはあまりないのです。あるときにはそれはうまくいき（オメガ3脂肪酸のがん予防作用）、あるときにはうまくいきません（ビタミンやフラボノイドのがん予防作用）。だから、みんな一緒に議論せず、あくまで各論的に「これ」と「あれ」を分けて検証しなければならないのです。

†わからない部分があるがゆえにわかること

話がずれました。放射線の内部被曝と健康被害に戻ります。

長期にわたる放射線曝露の被害については、二つの仮説があります。そこに閾値（threshold）がある、という仮説と、ないという仮説です。後者についてはＬＮＴ（linear non-threshold）仮説と呼びます。もちろん、両者は「仮説」つまり仮に立てられた学説ですから、どちらが正しいかどうかは決着がついていません。

どちらが正しいか決着がついていないとき、医療者は患者に誠実であり、どちらの可能性もあることを認識しておかねばなりません。

片方の理論をことさらに取りあげ、片方を無視するような不誠実な態度を取るのは、科学者としても実地診療家としても不誠実な態度です。決着の付いていない分からない事象については誠実に「分からない」と認める態度が必要になります。分からないことを分からないと認め、分かったふりをしない。それがソクラテスのいう「無知の知」といえましょう。ＬＮＴ仮説についても、医療者はその是非について、どちらの可能性も念頭において議論しなければなりません。

ところで、科学的に決着がついていない医療の問題について、その「分からない部分」があるが「ゆえに」、分かることもあります。

それは、「閾値があるにせよ、ないにせよ、その閾値以下になった放射線曝露の想定されるリスク（があるとして）は大きいものではない」ということです。

ＬＮＴ仮説が正しいかどうかとは無関係に、放射線曝露量と発がんのリスクは相関することについては異論がありません。つまり、放射線曝露が大きければ大きいほど発がんのリスクは大きいのです。小さければ小さいほど発がんのリスクは小さいのです。

ＬＮＴ仮説が間違っていれば、十分に小さな放射線曝露量では発がんのリスクがなくなってしまいます。ＬＮＴ仮説がたとえ正しかったとしても、十分に小さな放射線曝露量では発がんのリスクは小さいのです。

たとえば、ＬＮＴ仮説が正しくても、小さい放射線曝露は（大きな放射線曝露に比べて）比較的小さなリスクにつながります（このことは、牛の肝臓に腸管出血性大腸菌が常在しているか、していないかについての議論にも関連します。品川氏のデータでは牛の肝臓内に腸管出血性大腸菌がいるのか、いないのか、その解釈に疑問の余地がありました。しかし、菌がいるにしてもいないにしてもレバ刺しの「実際の」被害者は少ないという事実は残るのです）。

†非常に小さくてもリスクはリスク

さて、2012年4月から食品中の放射性物質許容量は食品1kgあたり500Bqから100Bqに引き下げられました。飲料水では10Bq、牛乳で50Bq、乳児用食品で50Bqです。[*9] これはあくまでも食品管理上の基準値であり、人間の健康にとって大事なのは、これらの放射性物質をどのくらい摂取するかにかかってきます。

1Svの放射線曝露による発がんリスクの増加は絶対値で4・1%といわれます。これをNNH(number needed to harm)という指標に直すと24〜25人が1Svの放射線曝露を受けると、そのうち1人が1Svの放射線曝露を原因としたがんになるという計算になります。この10分の1の100mSvであれば0・41%増で240〜250人に1人の増加(NNH=240くらい)、つまり、240〜250人に1人の確率でがんになります。10mSvですと0・041%の増加となります。小児や胎児だとこの数値は変動するかもしれませんが、だいたいそんな感じです。

現在の食品基準値100Bq/kgですと、年間その基準値の目一杯の放射性物質を含む食べ物を750kg食べるとICRPが定める年間曝露量の1mSvになります。

福島産の食品であってもこの基準値以下であれば、常識外の大量摂取をしなければ健康被害は（たとえあったとしても）非常に非常に小さいことが計算から分かります。これは（仮に）ＬＮＴ仮説を採用したとしても、同じです。これは発がんのリスクですから（治療によって治る人を差し引けば）、がんによる死亡のリスクはさらに小さいものになります。

もちろん、「どんなリスクも許容できない」というゼロリスクを希求する健康価値観をお持ちの方もいるでしょう（これまで説明してきたように、それは得難い希求なのですが）。価値観は主観ですから、正しい、正しくないというものはありません。

ぼく自身は、ゼロリスクは希求しても得難いもので、過度にゼロリスクを希求する態度そのものがときに不要なヒステリーの、あるいは不健全なメンタリティーの原因になると考えています。それが原因で健康を害するという皮肉も生じるとすら思っています。しかし、人がなにをどう考えるかは基本的に自由ですから、「ゼロリスクを目指したい」という個人の思いをぼくは否定したりはしません。それが個人の思いでありさえすれば。

†天然ものが体によいとは限らない

さて、人体には自然界の放射性物質も取り込まれています。例えばカリウムや炭素、ポロニウムなどがそうです。日本人の体内にあるカリウムから受ける内部被曝は年間約0・41mSvです。他にも宇宙線や空気中のラドンからも受けますから、自然界からの放射線曝露は約1.5mSvとなります。

多くの人間はいろいろながんを発症しています。自然界からの放射線がどれだけがん化に影響を与えているかは分かりません。でも、原発から放出された放射性物質の作る放射線も自然界の放射線も同じものですから、どちらも等価にその影響を考えなくてはなりません。放射線による（ポテンシャルな）リスクはゼロにはできないのです。

ときどき、自然界にあるもの、天然のものは体に良くて、人工のものは体に悪いとおっしゃるかたがいますが、これは間違いです。

放射線は価値中立的で、自然のものだろうが人工のものであろうが、関係ありません。自然界か、人工かは健康とは直接関係ありません。あくまでも健康によいか、悪いかという各論的な議論が大事で、それがたまたま天然か、人工かということになります。天然のものでもトリカブトやフグ毒など体に悪いものはたくさんありますし、人工のものでも医薬品をはじめ健康に寄与しているものはあります。問題は、「そこ」にはないのですね。

こうやって検証していけば、福島県の食品が放射性物質のモニターをしており、基準値をクリアしている限り、その食べ物を食べることに過度に否定的になる必要はないことが分かります。

もちろん、妊婦や授乳中の母親、新生児など、いろいろなリスクをもつ人がいますから、全員一律というわけには行かないでしょう。また「価値観」として何が何でも福島産の食べ物を食べたくない、ゼロリスクを希求したいという人は、福島産の食べ物を無理して食べる必要はないでしょう。ぼくはそういうゼロリスク希求をする意見には賛成しませんが、そういう人がいることも、その人の意見も否定はしません。むしろ自分と意見が異なる人がいることは、社会が健全な証拠だとすら思います。

ただ、LNT仮説を採るにしても採らないにしても福島の食べ物のポテンシャルな健康被害は非常に小さくて、ほとんど無視してよいくらいです。これが現実です。個々人でそれを忌み嫌う人がいても、それは個人の好みの問題ですから仕方ないとは思いますが、制度的に規制するには無理がありすぎます。レバ刺しの時と同じです。仮想のリスクの小ささを考えると、福島県の人たちが蒙る精神的な苦痛や経済的な打撃を考えると、政治がそれを強いるのはあまりにも残酷といえましょう。

個人的に個人の好みである特定の食べ物を回避するのは自由です。が、大声で危険を過度に煽り、福島県の人たちに必要以上の苦痛（もうこれ以上ないくらい苦しんでいるはずなのに）を与えるのも、良識ある大人の態度ではないとぼくは思います。

繰り返します。放射線や放射能が安全か、危ないかというおおざっぱな二元論を離れなければなりません。あくまでも今の福島県の食品を我々が食べることの妥当性をきちんと各論的に吟味すべきなのです。

科学とは、正しい事実がそこに単立しているのではありません。正しい事実を人間が知ることはとても難しいのです。だから、自分は本当に正しいのだろうか、実は間違っているんじゃないかと自問しながら検討を進めていくのです。

仮説や理論を提示し、それを検証するための実験をします。それでも真実はそう簡単には分からない。だから、自分自身と、そして仮説や理論と、さらには他者と静かな対話を続けていく他ないのです。

俺は正しいと断言し、他者は間違っていると罵倒する。このような態度はもっとも科学から離れた態度です。ぼくたち日本人は3・11以降、厳しい試練に静かに耐えるというスタティックな強さを見せましたが、同時に他者に恐ろしく不寛容で断定的で罵倒的である一面も露呈してしまいました。震災から1年以上たちました。そろそろ静かに心を落ち着け、静かに他者との対話を重ねながら今後のあるべき姿を検証する態度をもつべきだとぼくは思います。

†大飯原発再稼働をリスクを基盤に検討する

これまでの文章を読まれた方は、「なんだ、岩田は放射線のリスクを看過するのか。あいつは原子力容認派か」とお考えになったかもしれません。

ぼくは、原子力容認派でも反対派でもありません。リスクをどうとらえ、どのように認識し、どのように判断するかを生業にするただの医者です。そして、リスクを云々する時は、なんとか派、みたいな派閥性を持たない方がよいことを知っている医者です。

派閥性は一方のリスクを過大評価し、他方のリスクを無視するか過小評価させるからです。そのことを、ぼくは『予防接種は「効く」のか』（光文社新書）において、ワクチン問題を取りあげてまとめました。ワクチンは価値中立的な産物であり、よいものでも悪いものでもありません。よい使われ方と、間違った使われ方があるだけです。なのに、多くの方がワクチン推進派、反対派という派閥を作ってしまいます。

前者においてはワクチンの予防効果の利益（病気が起きないこと）が予防接種の弊害（副

作用）を上回り、後者においては逆転します。しかし、「ワクチン賛成派」「反対派」という派閥を作ってしまうと、利益と弊害のまっとうな見積もりはできなくなり、したがってワクチンは正しく使われなくなります。

実際、日本は三種混合ワクチン（ＭＭＲ）の副作用を過度に恐れて、そのワクチンが予防してくれていた麻疹、風疹、おたふくかぜの被害をずっと野放しにしてきました。同様に、ポリオ生ワクチンの副作用もずっと野放しにしてきました。賛成すればよい、反対すればよいというものではないのです。

繰り返しますが、ワクチンによいも悪いもないのです。あくまでも使われ方（あるいは使わないという選択肢）の妥当性があるだけなのです。

この原稿を書いている２０１２年６月は、大飯原発再稼働の議論で日本は大もめにもめ、最終的に野田首相が原発再稼働を決意しました。しかし、ほとんどの議論は党派性丸出しで、それが故にリスクをうまく扱うことができていませんでした。

すなわち、一方は原発再稼働のリスクを過大評価し、停電のリスクを過小評価しました。他方はまったく逆のことをしました。両者を透徹した目で、冷静に議論する声は少なくともぼくには聞こえてきませんでした。この問題はリスクを扱う事例として検討してみましょう。

さて、原発再稼働に理解を求める野田首相の声明は以下の通りです。

本日は大飯発電所3、4号機の再起動の問題につきまして、国民の皆様に私自身の考えを直接お話をさせていただきたいと思います。

4月から私を含む4大臣で議論を続け、関係自治体のご理解を得るべく取り組んでまいりました。夏場の電力需要のピークが近づき、結論を出さなければならない時期が迫りつつあります。国民生活を守る。それがこの国論を二分している問題に対して、私がよって立つ、唯一絶対の判断の基軸であります。それは国として果たさなければならない最大の責務であると信じています。

その具体的に意味するところは二つあります。国民生活を守ることの第一の意味は、次代を担う子どもたちのためにも、福島のような事故は決して起こさないということであります。福島を襲ったような地震・津波が起こっても事故を防止できる対策と体制は整っています。これまでに得られた知見を最大限に生かし、もし万が一すべての電源が失われるような事態においても、炉心損傷に至らないことが確認されています。

これまで1年以上の時間をかけ、IAEAや原子力安全委員会を含め、専門家による40回以上にわたる公開の議論を通じて得られた知見を慎重には慎重を重ねて積み上げ、安全性を確認した結果であります。もちろん、安全基準にこれで絶対というものはございません。最新の知見に照らして、常に見直していかなければならないというのが東京電力福島原発事故の大きな教訓の一つでございました。そのため、最新の知見に基づく、30項目の対策を新たな規制機関の下で法制化を先取りして、期限を区切って実施するよう、電力会社に求めています。

その上で、原子力安全への国民の信頼回復のためには、新たな体制を一刻も早く発足させ、規制を刷新しなければなりません。速やかに関連法案の成案を得て、実施に移せるよう、国会での議論が進展することを強く期待をしています。

こうした意味では実質的に安全は確保されているものの、政府の安全判断の基準は暫定的なものであり、新たな体制が発足した時点で、安全規制を見直していくこととなります。その間、専門職員を擁する福井県にもご協力を仰ぎ、国の一元的な責任の下で、特別な監視体制を構築いたします。これにより、さきの事故で問題となった指揮命令系統を明確化し、万が一の際にも私自身の指揮の下、政府と関西電力双方が現場で的確な判断ができる責任者を配置致します。

なお、大飯発電所3、4号機以外の再起動については、大飯同様に引き続き丁寧に個別に安全性を判断してまいります。

国民生活を守ることの第二の意味、それは計画停電や電力料金の大幅な高騰といった日常生活への悪影響をできるだけ避けるということであります。豊かで人間らしい暮らしを送るために、安価で安定した電気の存在は欠かせません。これまで、全体の約3割の電力供給を担ってきた原子力発電を今、止めてしまっては、あるいは止めたままであっては、日本の社会は立ちゆきません。

数%程度の節電であれば、みんなの努力で何とかできるかも知れません。しかし、関西での15%もの需給ギャップは、昨年の東日本でも体験しなかった水準であり、現実的にはきわめて厳しいハードルだと思います。

仮に計画停電を余儀なくされ、突発的な停電が起これば、命の危険にさらされる人も出ます。仕事が成り立たなくなってしまう人もいます。働く場がなくなってしまう人もいます。東日本の方々は震災直後の日々を鮮明に覚えておられると思います。計画停電がなされ得るという事態になれば、それが実際に行われるか否かにかかわらず、日常生活や経済活動は大きく混乱をしてしまいます。

そうした事態を回避するために最善を尽くさなければなりません。夏場の短期的な電力需要の問題だけではありません。化石燃料への依存を増やして、電力価格が高騰すれば、ぎりぎりの経営を行っている小売店や中小企業、そして家庭にも影響が及びます。空洞化を加速して雇用の場が失われてしまいます。そのため、夏場限定の再稼働では、国民の生活は守れません。

そして、私たちは大都市における豊かで人間らしい暮らしを電力供給地に頼って実現をしてまいりました。関西を支えてきたのが福井県であり、おおい町であります。これらの立地自治体はこれまで40年以上にわたり原子力発電と向き合い、電力消費地に電力の供給を続けてこられました。私たちは立地自治体への敬意と感謝の念を新たにしなければなりません。

以上を申し上げた上で、私の考えを総括的に申し上げたいと思います。国民の生活を守るために、大飯発電所3、4号機を再起動すべきだというのが私の判断であります。その上で、特に立地自治体のご理解を改めてお願いを申し上げたいと思います。ご理解をいただいたところで再起動のプロセスを進めてまいりたいと思います。

福島で避難を余儀なくされている皆さん。福島に生きる子どもたち。そして、不安を感じる母親の皆さん。東電福島原発の事故の記憶が残る中で、多くの皆さんが原発の再起動に複雑な気持ちを持たれていることは、よく、よく理解できます。しかし、私は国政を預かるものとして、人々の日常の暮らしを守るという責務を放棄することはできません。

一方、直面している現実の再起動の問題とは別に、3月11日の原発事故を受け、政権として、中長期のエネルギー政策について、原発への依存度を可能な限り減らす方向で検討を行ってまいりました。この間、再生エネルギーの拡大や省エネの普及にも全力を挙げてまいりました。

これは国の行く末を左右する大きな課題であります。社会の安全・安心の確保、エネルギー安全保障、産業や雇用への影響、地球温暖化問題への対応、経済成長の促進といった視点を持って、政府として選択肢を示し、国民の皆さまとの議論の中で、8月をめどに決めていきたいと考えております。国論を二分している状況で一つの結論を出す。これはまさに私の責任であります。

再起動させないことによって、生活の安心が脅かされることがあってはならないと思います。国民の生活を守るための今回の判断に、何とぞご理解をいただきますようにお願いを申し上げます。

また、原子力に関する安全性を確保し、それを更に高めてゆく努力をどこまでも不断に追求していくことは、重ねてお約束を申し上げたいと思います。

私からは以上でございます。

†それぞれのリスクから再稼働を考える

内田樹先生はこの野田首相の言葉の「詭弁性」と国民に対する一種の「敵意」についてブログにまとめておいでです。[*10] ぼくはちょっと別な視点からこの言葉を考えてみたいと思います。

リスクという観点から言うと、大飯原発再稼働問題は、再稼働する際の原発事故のリスクと、再稼働しない際の停電リスクのトレードオフ、ということになります。どちらもリスクゼロというわけにはいきません。再稼働賛成派も反対派も、この事実は認識しておく必要があります。

リスクのトレードオフ、という観点から言うと、原発再稼働のリスクと再稼働しないリスクのどちらが大きいのか、にわかには分かりません。両者のハザードの種類が大きく異なるからです。

リスクを考える時は二つの要素を考えるのが基本です。それはリスクの発生する「らしさ」likelihoodとリスクが発生した時の「結果」consequenceです。自動車事故は発生する「らしさ」は高いですが、その「結果」は相対的には小さいものです。旅客機墜落は、発生する「らしさ」はまれですが、そのもたらす「結果」は甚大な結果です。

停電リスクのおきる「らしさ」は、原発事故の起きる「らしさ」よりも高いと考えるべきでしょう。しかし、停電リスクのもたらす「結果」は、こと生命リスク、健康リスクに限定して考える場合、相対的には小さいものと考えるべきでしょう（野田首相は生命・健康リスクと経済・産業リスクをごちゃごちゃに議論していますが、両者はきちんと区別して考えるべきです）。

原発事故の起きる「らしさ」は停電リスクに比べて小さいですが、そのもたらす結果の大きさは、停電の比ではありません。

次に時間の要素です。停電リスクが発生した場合、その対応は比較的迅速に行えます。例えば、「やっぱり原発再稼働しなきゃ、やってられないよ」という判断も可能です。

その際、ハザードはどんなに大きくても一夏の被害に抑えられ、2012年に（仮に）起きたハザードが2013年にも継続するということはありません。

しかし、原発事故のハザードは時間的にはかなりイリバーシブル（非可逆的です）。2012年に（仮に）起きたハザードは、2013年も、14年も、15年も、長く長くその爪痕を残すでしょう。

自然災害、原発事故が起きないという可能性はありますし、起きるという可能性もあるでしょう。電力不足については「最大で15％」というだけで、本当にそれだけの電力不足が起きるかどうかは分かりませんし、それ以上の暑い夏が来ることだってあり得ないことではありません。

しばしば熱中症の患者が云々とか病院の電力が云々という言及もなされますが、では具体的に電力不足が起きることで何人の熱中症患者、そして熱中症による死者が出るのか、具体的な見積もりを立てた想定値をぼくは見たことがありません。人工呼吸器が止まって生命維持が出来なくなる患者がいるのでは、という懸念もありますが、多くの病院は計画停電の対象外ですし（厚生労働省が病院リストを作っています）[*11]、それ以外の医療機関における人工呼吸器も自家発電機その他の個別の対応が可能です。細野大臣が繰り返しテレビで述べた、「万々が一の事態」といった漠たる見積もりしかそこには存在しないのです。

この問題は、双方向的なリスクの問題です。原発を動かすのもリスク、動かさないのもリスクなのです。

†どうやってもすべての可能性は否定できない

ただそこで「万が一にも」とか、「もし何かあった時には」とか、「なんとかの可能性は否定できない」という言葉を使っても意味がありません。なぜなら、そのようなステートメントも双方向的に働くからです。

「万が一」熱中症患者が大量に発生したら、のレトリックは、「万が一」福島以上の原発事故が発生した時には、と同じレトリックです。「万が一にも」とか、「もし何かあった時には」とか、「なんとかの可能性は否定できない」は思考停止のステートメントです。そして、脅しのステートメントでもあります。

そのステートメントはいつだって完全に正しいステートメントなのですが、逆方向にもいつだって完全に正しく作用するが故に、逆説的に意味がありません。

「かぜの患者に抗生物質を出さなくて、万が一肺炎を併発して死んだらどうするんだ。その可能性は否定できない」は正しいステートメントですが、「かぜの患者に抗生物質を出して、万が一副作用で死んだらどうするんだ。その可能性は否定できない」も100%正しいステートメントです。ね、意味がないでしょう。

100%正しいステートメントが両方向に作用するのです。つまり、このような物言いをしていてもどちらが妥当な判断かは未来永劫、分かりっこないのです。

さて、野田首相はこう述べました。

福島を襲ったような地震・津波が起こっても事故を防止できる対策と体制は整っています。これまでに得られた知見を最大限に生かし、もし万が一すべての電源が失われるような事態においても、炉心損傷に至らないことが確認されています。

これまで1年以上の時間をかけ、IAEAや原子力安全委員会を含め、専門家による40回以上にわたる公開の議論を通じて得られた知見を慎重には慎重を重ねて積み上げ、安全性を確認した結果であります。もちろん、安全基準にこれで絶対というものはございません。最新の知見に照らして、常に見直していかなければならないというのが東京電力福島原発事故の大きな教訓の一つでございました。

「安全性を確認した結果」と首相は言いますが、その直後に「安全基準にこれで絶対というものは」ないと言います。絶対的な基準がない安全について「安全性が確認」できるわけがありません。

「実質的に安全は確保されているものの、政府の安全判断の基準は暫定的なものであり」というのも形容矛盾です。暫定的なものは「確保」され得ないからです。もし、本当に安全が確保されているのであれば「政府から独立性を担保した」規制組織など不要です。政府にべったりでは安全の確保なんて不可能だ、というのが福島の事故が教えた教訓なはずです。

安全リスクの領域において、その領域がある限り、リスクをゼロにすることは理論上不可能です。だから、大飯原発の再稼働は「安全だから再稼働してもよい」ではなく、「リスクを背負った上で」「豊かで人間らしい暮らしを送るために、安価で安定した電気の存在」を選択した、ということになります。しかし、これは「福島」以前の考え方と構造的には何の変わりもありません。

「仮に計画停電を余儀なくされ、突発的な停電が起これば、命の危険にさらされる人も出ます。仕事が成り立たなくなってしまう人もいます。働く場がなくなってしまう人もいます」というのは正しいステートメントだとぼくは思います。

しかし、首相の言葉をそのまま借りるならば「仮に原発事故が起これば、命の危険にさらされる人も出ます。仕事が成り立たなくなってしまう人もいます。働く場がなくなってしまう人もいます」と全く同じロジック、同じステートメントが可能なのです。

首相の言葉は正しいですが、その正しさは双方向的な正しさであり、それが故に意味を成していません。もちろん、原発事故が再度起きれば、「豊かで人間らしい暮らし」は失われてしまう可能性は大きいでしょう、場合によっては未来永劫に、です。

†「安全」はダブルミーニング

大飯原発の「安全」には2種類あります。一つは、原発事故が起きないようにするという安全。これは津波に対する防波堤や、電源維持のシステムをいいます。もう一つは、原発事故が起きた時の安全確保。これはSPEEDIの活用などで、周辺住民が安全に避難できるという事後的なシステムを言います。

当然、両者のシステムを備えておかねばならないのですが、「事後的なシステム」を作るということは、「原発事故は起きる」という可能性と想定を受け入れるということを意味しています。それは、自動車のシートベルトやエアバッグのような安全策です。

ぼくはそのような発想、事後的な安全対策をおく発想を健全な発想だと思います。「事故は絶対に起きない」という「福島以前」の安全神話で自分で自分に麻酔をかけたりしないほうがよいのです。

したがって、野田首相や細野原発相が言っている「安全」とは「福島の時と同じ津波と地震が来ても大飯原発は大丈夫ですよ」という意味と「もし想定外の震災で原発事故が起きても、福島の時よりはましに対応して見せますよ」というダブルミーニングを持っています。これは正しい考え方です。

とはいえ、野田首相にしても細野原発相にしても、次に原発事故が起きれば、自分たちの政治生命は文字通りおしまいだという自覚はあるでしょう。いかに上手に周辺住民を避難させて、放射性物質の飛散を最小限に食い止めたとしても、です。現役の政治家としての生命だけでなく、歴史上「最も愚かしい決断を下した政治家」として烙印を押されるのですから。

ですから、彼らの立場に立って考えるならば、本音としては、両者ともに「自分が」原発再稼働という判断を下すことを望んでいなかったと思います。

リスクという観点から考えると、橋下徹大阪市長のように「再稼働なんてさせない」と叫んでいた（過去形）ほうが政治家としての人望は維持できたはずなのですから。彼らの判断はポピュリズムのそれとは真っ向から対立します。

それをさせなかったのはなんでしょう。不本意な判断をさせたのはなんでしょうか。それはもちろん、他者の圧力、いわば脅迫だったのだとぼくは思います。では、他者とは誰のことでしょう。

†どちらのリスクが妥当か

よく、熱中症で尊い人命が……なんて話がありますが、本当でしょうか。もちろん、熱中症のリスクはあるとぼくも思います。そこにウソはないでしょう。しかし、熱中症のリスク「そのもの」が本当に野田・細野たちをドライブし、原発再稼働の判断へと突き動かしたのでしょうか。

熱中症のリスクについて直接コミットしているのは医療界・医学界です。では、医療界・医学界はそのために原発を再稼働すべきというステートメントを出しているでしょうか。ぼくは寡聞にして、日本医師会や、日本救急医学会、日本看護協会などが「熱中症対策に是非原発再稼働を」なんて主張しているのを見たことがありません。

もちろん、電力維持のために原発再稼働はやむを得ないと思っている医師は多いでしょうが、それは個人的な見解を超えるものではありません。医学界、医療界全体が医療の維持のために原発再稼働を望んでいるなんて話は聞いたことがありません。

そうではないでしょう。原発再稼働を切に希望しているのは、経済界であり、福井県知事であり、おおい町長です。もしかしたら、官僚とか国防関係者もこれに絡んでいるかもしれません。いずれにしても、これは「熱中症対策」云々の話がメインなのではなく、「それ以外」の問題なのです。

生命・健康リスクはあくまで方便に過ぎないのです。つまりそれは福島原発事故以前の世界観と少しも変わりない「金の都合で安全を安売りしても構わない」という世界観なのです。

野田首相や細野原発相を無理やりプッシュしたのは、医学界、医療界なのではなく（今の医学会にそんな政治力ないし……）、あくまでも経済界、産業界なのです。原発を止めていては「日本の社会は立ちゆきません」の「社会」とは経済、産業の業界のことなのです。

停電リスクが人の生命・健康リスクをはらんでいるという点にウソはありません。しかし、「だから原発は再稼働すべきだ」という野田首相の言葉はウソなのです。

「化石燃料への依存を増やして、電力価格が高騰すれば、ぎりぎりの経営を行っている小売店や中小企業、そして家庭にも影響が及びます」と首相は言います。

しかし、東京電力が電力価格を「高騰」させようとした理由は原発事故そのものだったはずです。ここでも、首相のロジックは双方向的に働きます。こと「電力価格」というリスクを勘案するのであれば、原子力においても火力においてもそのリスクはゼロではないのです。

原発再稼働をする場合としない場合、どちらのリスクがより「妥当なリスク」なのかは、分かりません。2011年の電力需要では計画停電の安全リスクは許容範囲内なのは実証できました。野田首相は「それ以上の電力需要が起きた時のリスク」を想定します。であるならば、同じ根拠で「福島以上」の原発リスクも当然想定しておくべきなのです。

繰り返しますが、野田首相のステートメントがいみじくも示したように、大飯原発再稼働の問題の「リスク」は双方向的です。再稼働するもリスク、しないもリスクです。両者はその点において等価であり、どちらの選択肢をとっても「リスクゼロ」にはなりません。

このことは、再稼働賛成派も反対派も理解しておく必要があります。

ぼくが大飯原発再稼働に反対なのは、停電リスクが存在しないという幻想を抱いているからではありません。そちらのリスクのほうがより妥当な修正が利くと思っているからです。

すでに述べたように、医療機関での停電は計画停電からの例外的な除外や、自家発電機などの電力確保施策によりかなり回避可能です。熱中症患者が発生すれば、水分摂取の励行など、熱中症対策をとることができます。たとえ問題が発生したとしても、それは改善、修復が可能な短期的な問題です。しかし、原発事故が発生したら、そのリスクは容易にリバースすることはできません。

熱中症対策は毎年改善できますから、そのリスクは時間とともに軽減していきます。しかし、日本では毎年夏が来て、その時「猛暑」の懸念は未来永劫（氷河期かなんかが来ない限りは）続きますから、「猛暑」を理由に原発を動かし続けていれば、このリスクは永続します。リバースし難いリスク＝原発事故のリスクという切っ先は、毎日ぼくらののど元に食い込みつづけます。原発の老朽化を考えると、そのリスクは年々漸増していくと言うべきかもしれません。

両者のリスクのこの特徴の違いを考えたうえで、ぼくは停電リスクのほうが「まだまし」と思うのです。リスクから目を背けず、そこから逃げず、リスクを引き受けるというやり方で、ぼくはこの問題を考えたかったのです。

終　章

「安心」ではなく
「安全」を

†安心とはなにか

最近、よく「安全と安心」という言葉を聞きます。「安全だけではなく、安心を提供するのが大事だ」とも聞きます。東日本大震災以降、このようなコメントは特に増えたように思います。

このように「安全」と「安心」を区別し、その両者を手に入れようという動きは、ぼくが知る限り、日本にしか見ることができません。他の国でそういう議論を見たことがありません。英語で言うと、前者はsafetyとかsecurity、後者はto feel safeとかsense of securityと呼ぶのでしょうか。

でも、ぼくが思うに「安全と安心」という形容は間違っています。いや、もっと言うならば、安心なんて必要ありません。必要なのは安全だけです。

安心とは、「心が安んずる」と書きます。心が安まって心配なことなど全くない状態、というのが安心な状態です。健康について安心な状態というのは健康について心配しなくてよい状態のことです。食べ物に関して安心な状態とは、食べ物のリスクを心配しなくてよい状態のことです。自動車事故について安心な状態というのは自動車事故について心配しなくてよい状態のことです。原発について……以下同文です。

「心配しなくてよい状態」というのは、突き詰めて考えてみれば、「それについて考えなくてよい状態」のことを意味します。だってそうですよね。コレステロールについて、血圧について、がんについて……いろいろ考えなければならない状態というのは、健康について「あれやこれや心配しなくてはならない」不安な状態であることを意味しています。健康に関する安心レベルが最大になっている状態、というのは「健康について何も考えなくても、全く不安にならない状態」を意味しています。

これってある意味ヤバいと思いませんか？　これは言い換えれば、「健康について思考停止になっている状態」と同義だからです。リスクについて麻酔をかけられている状態と呼んでもよろしいでしょう。

†痛み止めではないリアルな概念を

安全とはリアルな概念です。建築物の耐震性とか、医薬品の副作用とか、食品の食中毒の可能性とかが、そうです。レバ刺しを食べることによる腸管出血性大腸菌感染症の死亡者はいまだに出ていない、というデータを冷静に、まっすぐ見据えることが安全の概念です。

これに対して、安心とは根拠のない不安を打ち消すような感覚です。「もし何かあったらどうしよう」「なんとかの可能性は否定できない」と妄想を膨らませて不安で不安でたまらない……こういう感情を打ち消してくれるのが安心です。しかし、その安心には確たる根拠はありません。確たる根拠があれば、それは単なる「安全」だからです。

したがって、安全の上に乗っかる余剰産物の「安心」とは、「根拠に基づいた」安全にさらに上乗せした根拠のない感覚なのです。根拠がないのに不安がなくなっているというのは、ちょうど麻酔科医が患者に麻酔をかけるのに似ています。麻酔薬は痛みの原因を治す根治作用はありませんが、その痛みを「なかったこと」にしてくれます。しかし、痛みの原因そのものは麻酔とは別なやり方で治療しなければなりません。そうしなければ、単なる「臭いものに蓋」になってしまうのです。

ほとんど実害のないレバ刺しを禁止するのは、安全を提供するというよりは、「安心」を提供する作業です。根拠に乏しい不安に対する麻酔薬です。福島県産と名前がついた食べ物を根拠なく忌避するのと同じことです。これは、グルコサミンやビタミンなどの健康食品を現実（科学的データ）を見ずに、雰囲気やイメージに流されて買い込み、使用するのと同じ感覚です。根拠のない信頼は、根拠のない不信と同じ思考プロセス、「実体のない安心」から来ているからです。

根拠のない不安感を打ち消すもっとも効果的な方法は、現実を見据えることです。しかし、現実を見据えることは簡単ではありません。それには勉強が必要ですし、あいまいで面倒くさいデータを解釈せねばなりません。そういう「根治療法」を無視して、とりあえず「麻酔だけ」かけときましょ、というのが不安の打ち消し作業、根拠のない不安の打ち消し、すなわち安心です。

誤解のないように申し上げておきますが、麻酔そのものは医療において大変重要なアイテムです。

それは手術時の苦痛を緩和し、がんなどの病気の苦痛を和らげてくれます。「麻酔だけ」で痛みの原因を無視することがおかしいという意味でこのアナロジーを使っているだけなのです（痛みの原因そのものを治療しないという覚悟を決めた緩和ケアなどは、もちろん例外的な存在になります。そのとき麻酔による疼痛緩和は手段ではなく、目的になるからです）。

†安全神話とはなにか

さて、現実を見据えず、イメージや雰囲気に流されて、現実の安全に上乗せされた幻想の安心にどっぷりつかっていた事象があります。それはなんだったでしょうか。

それこそが、3・11以前の原子力に対する「安全神話」です。

思い出してください。ぼくたちは2011年3月11日以前、原発や放射能について「思考停止」に陥っていなかったでしょうか。

原発は安全。電気は今日も明日もあさってても問題なく提供される。放射能なんて自分とは関係ない。そう思ってはいなかったでしょうか。白状します。ぼくはそう思っていました。ぼくは原発と放射能について「安心しきって」いたのです。思考停止に陥っていたのです。そしてそのことをとても後悔していますし、反省もしています。

電力業界や原子力業界はぼくらを「思考停止」に陥らせようと、「原発は安全です」という誤ったメッセージを送りつづけていました。あなたたちは原発について何も心配することはありませんよ。ぼくらに任せておいてください。クリーンで安価な原子力発電こそが、未来の電力です。地球温暖化防止のためにも、もっともっと原子力発電を活用しましょう……と都合の良いメッセージばかりを送ってきました。マスメディアもそのメッセージに「ちょっと待てよ、おかしいんじゃないの」と疑義を呈することはありませんでした。そして、ぼくらも（少なくともぼくは）まんまとそのようなメッセージに騙されて、「安心」しきっていたのです。

安心するとは思考停止するということです。オカミや他の団体に全てを任せ、自分は思考停止に陥り、事態を正確に把握できなくなってしまうことを意味しています。もしぼくらが再び「安全だけではなく、安心も」と要求するということは、また誰か他者にすべてを丸投げにし、自分たちは思考停止に陥ることを意味します。

オカミに丸投げし、安心を要求すれば、また政治家も電力業界も原子力業界も、都合の良いデータばかりを示し、都合の悪いデータを隠しまくって国民に麻酔をかけまくることでしょう。みんなを「安心」させるために。

†ゼロリスク依存体質

レバ刺しを禁止したって食の安全が確保されるわけではありません。本書で検討したように、食のリスクは日本では極めて小さいものですが、ゼロではありません。そして、ゼロにしようと過度な要求をし、オカミがゼロリスクを保証しろという過度な要求をすると、それはそれで危険なのです。

ヒラメの中のクドアのように、これまで未知だった食中毒はこれからも発生するでしょう。SARSの例が教えてくれるように、まだ人類が知らない病原体は「いる」と考えたほうが自然です。

しかし、オカミがしっかり規制してくれるから、食べ物は安全に決まっていると国民一人一人が思考停止に陥ってしまえば、手をよく洗う、新鮮なうちに食べ物を食べる、体調が悪い時、病気を持っている時は危険な生物は食べない、という「知恵」がどんどん劣化していきます。そして、いざ食中毒というハザードが起きてしまえば、(自分がもっと気をつければよい、という選択肢は全く無視して)「オカミけしからん、オカミなんとかしろ」と他者に対する怒号を飛ばすのです。

オカミ完全依存体質に陥ると、自分のアタマで考えることができなくなり、自分のアタマで判断できなくなり、自分で責任を背負う覚悟が劣化していきます。そして、イメージや雰囲気だけで意味のない健康食品を買い込んだりするようになります。

すでに述べたように、海外旅行をすることそのものが健康リスクです。厚生労働省が本気で国民の健康や安全「そのもの」を目的としているのであれば、当然海外旅行は禁止すべきですが、もちろんそんなことは起きません。厚生労働省が真に（たぶん無意識下に）欲しているのは国民の健康や安全「そのもの」ではなく、国民の健康問題、安全問題で自分たちが非難されないことなのです。

国外に出てしまえば、国民各自の健康問題は「自己責任」となりますから、自分たちは非難される必要はなくなります。誘拐された時の対策やパスポートを盗まれた時の対応といったリスクマネジメントは「外務省の管轄」になるのです。しかし、外務省だって海外における食の安全まで面倒をみてくれるわけではありません。

それも「管轄外」だからです。

海外に行けば、圧倒的に食の安全は劣化します。腸管出血性大腸菌による感染症のリスクも激増します。アメリカのような先進国ですら、毎年20人死んでいるのです。ドイツでも昨年アウトブレイクが起きました。いわんや、衛生状態のよくない国ではなおさらです。

しかし「オカミけしからん、オカミなんとかしろ」とオカミ完全依存体質にドップリつかった日本人には、もはやリスクを見積もり、リスクに対峙する能力も覚悟もありません。かといって、健康に気を遣って海外には行かないという判断も成り立ちません（厚労省や国が規制してくれないからです)。こうして、真の健康ハザードが起きるのです。

福島の原発事故を、東京電力や御用学者、原子力ムラの人たちが勝手に起こした人災だと考えてはいけません。あれは、(ぼくを含む)我々国民全ての無関心とオカミ依存体質が生み出した総合的な人災なのです。

我々は、そのオカミ依存体質のために、昨年恐ろしくばか高い授業料を払う羽目になってしまいました。この払った対価、授業料を無駄にしてはなりません。失敗することは問題ですが、本質的な問題ではありません。失敗から学ばないことこそが、もっとも愚かしい失敗なのです。

†不安を受け入れる

国家は国民の一般意志が作り出すシステムであるとルソーは言いました。国家は国民のために存在するのであり、国民は国家に隷属するものではありません。

しかし、国家は国民の親ではなく、我々国民は親に甘える赤ん坊ではありません。一般意志「そのもの」は我々の意志であるべきです。その意志は、リスクとともに覚悟を持って我々が引き受けなければならない責任を含んでいます。

我々は自民党政権に文句を言って政権交代を可能にし、民主党政権に文句を言って参院選で大敗させ、そしてねじれ政権に文句を言いつづけてきましたが、それら全てが例外なく、我々国民自身がもたらしたものだ、ということをもう一度考え直してみるべきです。厚生労働省は、国民の健康を国民自身に丸投げにしてはいけません。それは職務の放棄です。

しかし、国民自身も自身の健康を厚労省に丸投げにしてはいけません。それは我々自身の知性と覚悟の劣化を意味しています。役人も国民もマスメディアも、他者を指さし、相手を非難し、外野からヤジを飛ばす観客のようになってはいけません。全てを「他人事」とせず、己の責任を受け入れ、覚悟を決め、リスクから目を背けずに対峙するのです。

リアルな安全対策は必要です。国家も国民も、安全対策は進めていくべきです。しかし、幻想たる安心づくりに加担してはいけません。それは思考停止だからです。

だから、安心なんて必要ないのです。いや、安心なんて有害ですらあります。我々の心の中にしかない「安心」「不安」という観念は何の役にも立ちません。大事なのは安全だけです。安全とは観念ではない、現実にある、ハードでリアルなデータのことです。都合の良い、手前勝手なデータではありません。

よいことも、悪いことも真正面から見据えることです。そこから安全を造ることができます。安全を造るためには、絶対に「安心してはいけない」のです。ぼくたちは不安でいるべきなのです。

もちろん、過度に病的に不安になれと主張しているのではありません。適度を超えた、不健全な不安は有害です。

その典型は「陰謀論」です。陰謀はリアルな実在ですが、陰謀「論」のほとんどは虚像です。それはどこかにリアルに存在するものではなく、人の心の中にあるファンタジーなのです。壁のシミがオバケに見えるようなものです。このような「壁のシミ」にとらわれてパニクるような、不健全な不安を持つのはよくありません。陰謀論とは、ある者が一方的に、圧倒的に、何が何でも悪いヤツだという考え方ですが、これも別の意味での思考停止です。

けれども、適度な不安を保ち、なんでも頭から信じ込んだりせず、何でも他人にお任せせず、「自分のアタマで考えること」はとても大事です。原発事故は「だれか悪い人が勝手に起こした」事故ではありません。

ぼくたちが無遠慮に、無思慮に電力の恩恵を享受し、その背後にリスクのただ中で生きている人がいることに想像力を働かせず、思考停止に陥っていたことも原因の一つなのです。東京電力とか、経済産業省とか、都合の良いスケープゴートをつくって彼らだけを責め立てればよいというわけではありません。ぼくたちすべて、この事故の共犯者なのです。

ぼくはそう思っています。

あとがき

本書を最後まで読んでくださったあなた、ありがとうございました。まず「あとがき」から読み始めるみなさん、こんにちは。

リスクと安全の双方向性、そしてそれを伝えるコミュニケーションについてずっと考えてきました。そのため、NHK出版の『今日の健康』という雑誌に毎月連載しています。「健康のためなら命は要らぬ？」と題されたそのコラムは、一般の方が誤解しやすい、だまされやすい健康情報のリスクと安全性について分かりやすく伝えるコラムです。

マスメディアが歪曲した健康情報を流しやすい、という指摘も再三行っており、名指しでNHKを批判したこともあります（連載が続いている僥倖に感謝です）。

本書の内容も、その連載時の原稿を再編したものが一部含まれています。それから、ぼくのブログ「楽園はこちら側」からもいくつか再掲しています（http://georgebest1969.typepad.jp/blog/）。

ヴィクトル・ユゴーの代表作『レ・ミゼラブル』で主人公のジャン・ヴァルジャンは死の間際にこう言いました。

「死ぬのはなんでもない、生きられないのが恐ろしいのだ」(Ce n'est rien de mourir; c'est affreux de ne pas vivre.)

「死なない」ことだけでは「生きている」ことにならないのです。本当の意味で生きていないとは、人間にとって死んでしまうよりも悲惨なことなのです。

安全志向が世界一高く、にもかかわらず自殺者も多い日本という国。本書は「食の安全」を通して「本当に生きるとはどういうことか」を考えてみた本なのです。その思いが少しでも読者の皆さんと共有できれば、こんなに嬉しいことはありません。

本書の作成に当たっては筑摩書房の橋本陽介氏にお世話になりました。執筆依頼を受けたのが2011年3月初旬でした。本当に長らくお待たせ致しました。

2012年6月　窓開け放たれた初夏の神戸のオフィスにて

(1): 40-5
3 http://www.mhlw.go.jp/toukei/saikin/hw/jinkou/geppo/nengai06/kekka3.html
4 http://www.cdc.gov/nchs/data/databriefs/db88.html
5 http://www.cdc.gov/nchs/hus/healthrisk.html
6 Stampfer MJ et al. N. Engl. J. Med. 1993 May; 328(20): 1444-9. Rimm EB et al. N. Engl. J. Med. 1993 May; 328(20): 1450-6
7 Lonn E et al. JAMA. 2005 Mar; 293(11): 1338-47
8 Lee IM et al. JAMA. 2005; 294: 56-65
9 Bjelakovic G et al. JAMA. 2007 Feb 28; 297(8): 842-57
10 Wang L et al. Am. J. Clin. Nutr. 2009 Mar; 89(3): 905-12
11 Sun L et al. J Gerontol A Biol Sci Med Sci. 2009 Jul; 64A(7): 711-22
12 NEJM 2002; 346: 92
13 J Clin Oncol 1988; 6: 633
14 NEJM 2007; 357: 1810
15 NEJM 2001; 344: 783
16 http://www.nejm.org/doi/full/10.1056/NEJM200103153441101
17 NEJM 2004; 350: 2335
18 Oncology 2010; 78: 376
19 http://www.igaku-shoin.co.jp/paperDetail.do?id=PA02974_05

第六章

1 http://onahamafish.web.fc2.com/
2 http://www.charmant-wine.com/tanosi.img/tanoshi03.html
3 Editorial: Steroids in severe hepatitis. Br Med J 1976 Jun; 1(6024): 1491
4 Remington PLet al. Pediatrics 1986 Jan; 77(1): 93-98
5 Key TJ et al. Br. J. Cancer 2009 Jul; 101(1): 192-197
6 Hackam DG. ACP J. Club 2007 Aug; 147(1): 4
7 Wang L et al. Am. J. Clin. Nutr. 2009 Mar; 89(3): 905-12
8 http://www.cnn. co.jp/fringe/30005262.html
9 http://www.jacom.or.jp/news/2012/03/news120329-16516.php
10 http://blog.tatsuru.com/2012/06/14_1241.php
11 http://www.mhlw.go.jp/stf/houdou/2r9852000002doat.html

第三章

1 中島貴子「迷走する食品安全問題　BSE を中心に」『新通史　日本の科学技術第 4 巻』原書房
2 https://docs.google.com/viewer?url=http%3A%2F%2Fwww.mhlw.go.jp%2Ftopics%2Fsyokuchu%2Fxls%2Fnenji.xls
3 http://www.city.yokohama.lg.jp/kenko/eiken/idsc/disease/yersinia1.html
4 http://www.mhlw.go.jp/topics/syokuchu/kanren/yobou/040204-1.html#04
5 http://idsc.nih.go.jp/idwr/kansen/k05/k05_02/k05_02.html
6 http://idsc.nih.go.jp/idwr/kansen/k01_g1/k01_05/k01_5.html
7 Kawai T et al. Clin. Infect. Dis. 2012 Apr; 54(8): 1046-52

第四章

1 http://www.mhlw.go.jp/topics/bukyoku/iyaku/syoku-anzen/hokenkinou/hyouziseido-1.html
2 http://www.newmagazine.ne.jp/sko-deta-05-tkibo.html
3 吉崎理華「特定保健食品の動向」東レリサーチセンター『THE TRC NEWS』No.92
4 http://hfnet.nih.go.jp/contents/sp_health.php
5 山本昌志他「ヨーグルト摂取が女子学生の排便回数および便性に及ぼす影響（第 3 報）」『健康・栄養食品研究』第 1 巻 2 号
6 鈴木正成「『トクホ』は廃止を！『体に良い』は根拠あいまい」YOMIURIONLINE：http://www.yomiuri.co.jp/adv/wol/opinion/society_091228.htm
7 https://hfnet.nih.go.jp/
8 BMJ. 2010; 341: c4675
9 Sato F et al. Head & Neck [Internet]. 2011 Jan [cited 2011 Sep 16]; Available from: http://www.ncbi.nlm.nih.gov/pubmed/21259377

第五章

1 Colman RJ et al. Science. 2009 Jul; 325(5937): 201-4, Sun L et al. J Gerontol A Biol Sci Med Sci. 2009
2 Morley JE et al. Curr Opin Clin Nutr Meteb Care. 2010 Jan; 13

【注】

第一章

1 http://www.cdc.gov/foodborneburden/
2 Scallan E et al. Emerg Infect Dis. 2011; 17: 7-15
3 http://foodpoisoning.pritzkerlaw.com/archives/cat-ecoli-0111-outbreak.html
4 Miyazaki Yet al. Nature Medicine [Internet]. 2012 Jun 3 [cited 2012 Jun 17]; Available from: http://www.ncbi.nlm.nih.gov/pubmed/22660636
5 Noubouossie D et al. Transfus Med. 2012 Feb; 22(1): 63-7
6 Carney E et al. 2006
7 http://www.codexalimentarius.org/standards/list-of-standards/en/
8 http://www.rdpc.or.jp/kyoudoryouri100/02kekka02.html
9 http://www.health-net.or.jp/tobacco/risk/rs410000.html
10 http://www.tfd.metro.tokyo.jp/lfe/topics/201112/mochi.html

第二章

1 http://www.pref.osaka.jp/shijonawatehoken/shokuhin/shokutyudo-kubousi.html
2 http://www1.mhlw.go.jp/topics/syokueihou/tp1228-1_13.html
3 田中和豊『問題解決型救急初期診療第２版』医学書院
4 http://www.city.sapporo.jp/hokenjo/shoku/chudoku/sonota/to-dokede.html
5 http://www.n-shokuei.jp/food_safety_information_shokuei2/food_poisoning/faq/page11.html
6 http://idsc.nih.go.jp/iasr/32/371/dj3713.html
7 Nataro JP et al. Escherichia, Shigella, and Salmonella. In. Manual of Clinical Microbiology 9th ed. 2007. 670-687
8 Kaplan AA, George JN. UpToDate 19.3
9 Niaudet P. UpToDate 19.3
10 Nataro JP et al. Escherichia, Shigella, and Salmonella. In. Manual of Clinical Microbiology 9th ed. 2007. 670-687

ちくま新書
982

「リスク」の食べ方
——食の安全・安心を考える

二〇一二年一〇月一〇日　第一刷発行

著者　岩田健太郎（いわた・けんたろう）
発行者　熊沢敏之
発行所　株式会社 筑摩書房
東京都台東区蔵前二-五-三　郵便番号一一一-八七五五
振替〇〇一六〇-八-四一二三
装幀者　間村俊一
印刷・製本　株式会社 精興社

乱丁・落丁本の場合は、左記宛にご送付下さい。
送料小社負担でお取り替えいたします。
ご注文・お問い合わせも左記へお願いいたします。
〒三三一-八五〇七　さいたま市北区櫛引町二-六〇四
筑摩書房サービスセンター　電話〇四八-六五一-〇〇五三

ISBN978-4-480-06684-8 C0247